プランデミック戦争

作られたパンデミック

悪性リンパ腫との闘いを超えて

衆議院議員
原口一博

青林堂

はじめに

この本は、「プランデミック戦争」を闘うすべての人に向けた本です。

戦争というと、おどろおどろしい響きがありますが、
この戦争には爆発も銃撃もありません。
この戦争には戦闘機も戦車も出てきません。
出てくるのは、私たちが恐怖と呼ぶものです。
そして私たちが、ウイルスだとかワクチンといっているものです。

もっと詳しくいうなら、人間の恐怖につけ込んだ全体主義、グローバリズムというものが本当の「敵」です。

相手の姿は、見えにくく概念としても捉え難いので、闘いにはいくつもの困難が伴います。そして厄介です。見えないもの、得体の知れないものに対する恐怖は、私たちのな

かに深く潜んでいるものでもあります。

もし、あなたが自由を欲するなら、この闘いにご一緒してください。

科学は、疑問から生まれます。この戦争は、その疑問すら許さないものとの闘いです。全体主義者と〝今だけ、金だけ、自分だけ〟の刹那主義の者たちが、私たちの相手です。

正直申し上げて、彼らは権力を持っています。莫大な金もです。

そしてマスメディアはおろか、ＳＮＳすらも支配しようとしています。

彼らは異論を許しません。それが仮に疑問のかたちをとっていても許しません。

それは彼らの平穏を脅かすと信じているからです。

あなたは、反ワク、変人、陰謀論者、社会の異物扱いされて排除されるでしょう。

私は、国会議員です。何も誇張して言う必要はありません。ありのままを述べます。

オーストラリアで、ニュージーランドで、中国で、アメリカで何が起きたか。

日本でも何が起きたか、皆さんはご存知ですね。

そうです。

ここ3年のことですから。

忘れようにも忘れられるものではありません。


日本は、昨年、87万人も人口が減りました（※1）。

少子高齢化の原因だけではなく、謎の「超過死亡《ちょうかしぼう》」が起きています。

厚労大臣は、新型コロナワクチンによる死亡者を調べようとしません。

小林製薬の紅麹については異様な執拗さで追い詰め、因果関係さえわからないのに、8月中の「決着」を目指すと嘯《うそぶ》いています。

自分が国民の命を守るとアピールしたいのかもしれません。


新型コロナワクチンによる悪影響を認めないのは、今の自公政権だけではありません。

野党にも同じような議員がいます。リベラルと呼ばれる人たちは、長い間、異論に対する規制は、全体主義そのものだと非難してきました。

ある特定の権威を盲目的に信じることで生まれる抑圧と闘ってきたのです。

しかし、この「プランデミック」（※2）では、誰が本当にリベラルだったか、仮面が剥がれてきています。

ある野党の執行部は、ワクチン接種を推奨し、その害悪よりメリットが大きいと主張します。

感染予防効果も重症化予防効果も、数字を手にしていないのに、自公政権と同じことを言っています。

「消えた年金」を共に追及してきた仲間からも、「反ワクの質問をするなら登壇させない」と何回、警告を受けたかわかりません。

私がワクチンのせいで悪性リンパ腫を発症した可能性が高いことも、彼らにとっては、

※1　死亡数159万人から出生数72万人を引いた数。（2023年度、数字はおよそ）
※2　プラン＋パンデミック。計画された感染爆発。

誇張であり他人事なのかもしれません。

しかし、これだけははっきり言っておきたいと思います。

よく「国会議員は、ワクチンの危険性について知っているので、そんなにたくさん打っていない」という人がいますが、それは〝都市伝説〟です。

健康被害が外に出れば、忽《たちま》ち選挙で不利になる国会議員は、体調異常を隠しています。

それが証拠に、何人の国会議員が私に相談に来たか、さすがに名前は言えませんが、数を言うことはできます。

世界の中で新型コロナのワクチン接種を7回も続けて打っている国が、日本以外にあるでしょうか。

自己増殖型の「レプリコンワクチン」の工場が次々と建設されています。

2024年10月から定期接種が始まります。

小さな子どもたちへの接種も止められていません。

先日、第9回目となる「WCH超党派議員連盟（仮称）総会（のちに「グローバリズムと闘う議員連盟」に変更。以下本書では「グローバリズムと闘う議員連盟」で統一します）」で講演をしていただいたテス・ローリー博士らは、「日本では国民がコモディティとされている。」と述べられました。

〝コモディティ〟というのは経済用語で、人間が生きていく上で基本的に必要な〝要素〟、つまりエネルギーや食糧などのことをいいます。

【日本人がコモディティとされている】という意味は、「日本人が世界の人たちが生きていく上で必要なモノにされている」と解釈することもできるかもしれません。

実験動物としてのお猿さんが高額なので、代わりに従順な日本人を使う、という意味です。

この非人道性、残酷さになぜ、「リベラルな政治家」は一言も発しないのでしょう？

「ふざけるな、命を守れ！」と、どうして言わないのでしょうか。

リベラル。それはすなわち「偏見や抑圧からの自由」を意味します。

異論に対する寛容さ、疑問を抱くことの尊重を意味する言葉でもあります。

さて、あなたの異論は容認されていますでしょうか?

あなたにワクチンと呼ばれるものを勧めている人たちは、何か証明された事実を持っているでしょうか?

試しに聞いてみてください。

「データを出してください。根拠を出してください。」と。

答えに窮するはずです。

私は同じことを昨年の通常国会で、質問主意書というかたちで岸田政権に答えを求めました。

彼らの答えは「今、調査中」というものでした。

そう。答えはないのです。

新型コロナウイルスワクチンで亡くなられた方々、深刻な被害を受けた方々とそのご家族、愛する人たちにとってそれは、受け入れ難い、かつ動かし難い現実であるのに、ワクチン接種の効果は、現時点でそれを裏付ける数字さえ出せないのが現状です。

すべての日本の政治家に問います。
これ以上、被害を出し続けるのかと。
日本人をモルモットのように扱われておかしいとさえ思わないのかと。
被害者の方々に寄り添う気持ちはないのかと。

さあ、皆さま，立ち上がって横に手を繋いでください。
この【プランデミック戦争】は、私たちの命を守るための戦争です。
そして自由のための戦争です。
負けられません。

原口一博

目次

第3章　新型コロナウイルスは計画されたパンデミック？　75

第4章　ワクチン後遺症の実態と回復
～南出賢一泉大津市長によるレポート～

第6章　世界の動向とレプリコンワクチン　175

おわりに　200

《議事録》

序章

2024年7月2日、「新型インフルエンザ等対策政府行動計画（※1）」が閣議決定されました。これは今後、「感染症危機（パンデミック）が発生した際に、感染拡大を可能な限り抑制し、国民の生命及び健康を保護する」ことを目的とした内容ですが、さまざまな自由や権利を侵害する可能性も秘めています。

私は同月18日、内閣府や外務省の方々に対し、その〝政府行動計画〟の内容と、「19万人分も集まったパブリックコメントをどのように反映をするのか」といった話を問いました。

新型コロナワクチンの問題は、少しずつ明らかになっています。

先日も、CDC（米疾病予防管理センター）元所長であるロバート・レッドフィールド氏が、アメリカ議会の公聴会において、

「新型コロナワクチン（mRNAワクチン）は感染を防ぐものではなく、副作用があること。義務化すべきではなかったこと」等を証言し、「非常に強力な炎症誘発反応を引き

起こす可能性があり、副作用が意図的に報告されていなかった」ことを認めました（※2）。

ワクチン接種後にまつわる、死亡例や後遺症の証言は多数あります。

イギリスではこのワクチンに効果があると考える議員は、もういなくなっているともいいます。

日本だけが6回も7回もワクチンを打っている現状をいかに考えるか。

私たちがウイルスと呼んでいるものの正体。あるいは私たちがワクチンと呼んでいるものは一体なんなのか。それらのことを内閣府や外務省の方々に話しました。

※1　担当省庁は、感染症危機管理統括庁（内閣官房）。旧計画の2倍以上、200ページを超える。「新型コロナで明らかになった課題や関連する法改正も踏まえ、幅広い感染症による危機に対応できる社会を目指す」と明記し、「平時の準備の充実」を掲げたところが最大の特徴。

※2　公聴会での発言は2024年7月12日。レッドフィールド氏はウイルス学者で、トランプ政権時代にCDCを率いた人物。過去には、新型コロナウイルス感染症の流行の起源は中国の研究所にあるとの見解も示している。

現に、アメリカでは5つの州が、ワクチンを製造した製薬会社をすでに提訴しています。

日本でも、新型コロナワクチン接種による死亡認定数は、700名を超えています（2024年7月25日現在 ※3）。厚労省の「健康被害救済制度」に申請し、ワクチンによる死亡と正式に認定された数が、なんと700名を超えているのです。

過去45年間における、インフルエンザ等の予防注射による被害をはるかに超えてしまいました（※4）。

日本の史上最悪の惨禍《さんか》、医療被害といっても過言ではないでしょう。しかもまだ止まらない。止まらないどころかますます推進され、被害は拡大しています。

ワクチンを取り扱っているのは主に厚労省です。そこには所属する専門家委員会があります。詳しく担当者を見てみると、おひとりの方が何役も兼任されており、ある時には推進の政策、ある時には検証、そしてある時には被害の救済を担当されています。

それは、「感染研（国立感染症研究所）」といわれている組織ですが、「このような非常に重要な問題を、ひとつの組織の中で完結してよいのか」という問題もあります。

「新型インフルエンザ等対策政府行動計画」では、19万を超えるパブリックコメントが集まりましたが、パブリックコメントとしては史上最高の数でしょう。

通常、1か月間は募集するところをたったの2週間、しかも5月の連休中という、抜き打ち的に実施されたなかでのこの数は、本当に凄いことなのです。まさに民意の集結です。しかし、その19万の国民からの意見については、ほとんど顧みられることなく、閣議決定に至ってしまったといえるでしょう。

※3　参照：厚生労働省「疾病・障害認定審査会（感染症・予防接種審査分科会新型コロナウイルス感染症予防接種健康被害審査第一部会）審議結果」２０２４年７月25日版では、死亡認定者数が７１６名。後遺症認定者数が７７６２名となっている。https://www.mhlw.go.jp/stf/shingi/shingi-shippei_127696_00006.html

※４　過去45年間の全ワクチンの被害……死亡認定１５１件、後遺症認定３５２２件（サンテレビニュース／【健康被害救済制度】新型コロナワクチン　過去45年間全てのワクチン被害認定数累計を超える／２０２３年９月６日より）

２０２４年5月31日には、日比谷公園の野外音楽堂にたくさんの皆さんが集まり「ＷＨＯから命をまもる国民運動 大決起集会」が開催されました。

ＷＨＯが制定する「パンデミック合意（条約）」「ＩＨＲ（国際保健規則）」への反対、そしていままさに進んでいる「作られたパンデミック＝プランデミック」について大いに問題提議をし、新型コロナやワクチンで愛する人たちを亡くしたご遺族も加わってくださり、大規模な集会とパレードを行いました。

この時の模様は、ＹｏｕＴｕｂｅや各SNSで伝えられ、たいへんな盛り上がりを見せました。しかし、テレビ・新聞といった日本のオールドメディアでは、ほとんどがスルーされました。2万人（※主催者発表）もの人々が集まったにもかかわらず、まったくの無関心、無視を装われたのです。

しかし、ネットでは海外の方々向けにも発信され、「日本にも異を唱える者もいるのだ！」ということが確実に伝わりました。

日比谷の集会での私の演説は、他国の数か国の言語でも翻訳されたようで、世界に向けて伝えてくださった方へは、本当にありがとうとお伝えしたいです。「日本の国会議員がワクチン問題で初めて謝罪をした」というニュースが世界を駆け回ったのです。

演説は約10分程度のものですが、ここにご紹介させていただきます。

また、本書では、これまでの私の活動を振り返りながら、ここ数年の「作られたパンデミック＝プランデミック」の実態を明らかにしていきたいと思います。ワクチンを打ち、悪性リンパ腫に罹患《りかん》したことで、私は多くの気づきと目覚め、そして何より使命（ミッション）を得ることができたのです！

第1章

「WHOから命をまもる国民運動　大決起集会」

原口一博　挨拶全文

WHOから命をまもる国民運動 大決起集会／日比谷野外音楽堂

令和6年（2024年）5月31日　原口一博

ご紹介いただきました、WCH超党派議員連盟（※当時の名称）で共同代表を務めています、衆議院議員の原口一博と申します。本日はどうぞよろしくお願いいたします。

~拍手~

冒頭、この生物兵器まがいのもので亡くなられた方々、心から哀悼の誠を捧げたいと思います。亡くならなくてよかった命が失われたのです。

そして今、お話がありました、悔しさ、悲しさ、どうしようもない思いを胸に、それを乗り越えてこの会を築いてくださったすべての皆さんに、お礼を申し上げたいと思います。ありがとうございます！　~拍手~

国会議員のひとりとして、皆さんにお詫びを申し上げます。

止められるはずだった。亡くならなくてよかった。あんなに元気だったのに立つことができない、歩くことができない、学校に行くことも職場に行くこともできない。救えた命があった。

私たちの力で、それをわかっていながら止めない、この政府を倒そうじゃありませんか！　～拍手～

皆さんの力は絶大です。4月13日、2万人を超える方々がデモをしてくださいました。マスコミは完全スルーでした。しかし、皆さんのこの力のおかげで、あの模様は全世界に伝わりました。

皆さんの力なんです！　私たちには力があります！

ありがとうございます！　～拍手～

そしてこの6月に政府が強行しようとしている「新型インフルエンザ等対策政府行動計画」。卑怯なことをやりますよね。パブリックコメントというのはだいたい1か月以上するものですよ。ところが、後ろめたいのか何なのかわからんけど、２週間にした。しかも連休中に。

しかし、皆さんの力により、このたったの２週間の間に、19万ものコメントを寄せていただいた。ありがとうございます！　～拍手～

今、ＷＨＯの総会が開かれています。共にこの問題を追求してきた国際アナリストの及川幸久さんがジュネーブに行っています。皆さん、このパンデミック合意はご覧になったことはありますか。これは、国民の健康とか人類の命の話じゃないです。儲け話です。生物化学兵器ビジネス条約、これがパンデミック条約です。潰しましょう！　～拍手～

私は、お一人おひとりにお礼を申し上げたいと思います。私たちは、このコロナなる生物兵器もどきのものが拡散された時に、日本初の薬で対応しようとしました。大村智《さとし》博士がお作りになられた「イベルメクチン」です。

超党派の議連も生まれ、法案も作成し、菅総理もこれが大事だという答弁を国会でしました。しかし、潰されていきました。なぜか。安いからです。なぜか。邪魔だからです。ワクチンなるこの兵器が売れなくなるからです！　悪魔のようなものを倒しましょう！

～拍手～

私は皆さんにお礼を申し上げたいと思います。去年（２０２３年）の今頃、私は眉毛もなければ髪の毛もありませんでした。３回打ったワクチンのうち、２回が死のロット（※接種後死亡などの有害事例の多い）だと、ある専門家に言われました。「びまん性大細胞型Ｂ細胞リンパ腫」という、進行の速いがんでした。抗がん剤で髪の毛もなくなってしまったのです。

実は私は、去年の1年間だけで、ヤフーのトレンドに12回も出ているんです。その内の1回は、国会で質問をしていたときのことです。

そのとき私は、あまりにも相手の答弁がひどいので、髪の毛を掻きむしりました。ウィッグだということを忘れていました。ズレてしまって、「あぁ、原口はズラだ」と言われ、騒がれたわけです。

でも、自分のがん細胞を調べる中で、はっきりしたことがわかりました。神様は私に耐え難い悪性リンパ腫というものをくださいましたけれども、同時に使命をくださいました。 ～拍手～

今日もご参加いただいている、井上正康先生や、柳澤厚生《あつお》先生や、多くの人たちに助けていただきました。

実は去年の今頃の私は、次の年の新緑を見る、桜の花を見る、おそらくもうそれはないだろうと思っていました。しかし、皆さんのお力のおかげで、私はここに立っています！ ありがとうございます！ ～拍手～

ＹｏｕＴｕｂｅでワクチンのお話をしました。ＢＡＮ（削除）されました。彼らは私たちの声を塞《ふさ》ぎに来ているのです。私たちの自由を、私たちが抵抗するこの力を、塞ぎに来ています。しかし、絶対に私たちは負けません！ ～拍手～

私にいただいた時間がもう尽きようとしています。今、目の前には小林節《せつ》先生、日本最高の憲法学者の先生がおられます。

「緊急事態条項」を憲法に入れて国民を守るとか言っているけど、どこが国民を守っているんですか！　国民の命を奪っているじゃないですか！　～拍手～

緊急事態条項というのは、憲法の条項にひとつの項目を加えるような、そんなもんじゃありません。私たちが憲法によって守られている、その憲法を停止してしまう、これが本当の緊急事態条項です。吹き飛ばしましょう！　勝ちましょう！　～拍手～

国会では、中央が地方に命令を強化する、地方自治法の改正案が衆議院で通りました。地域主権、地方分権改革はどこに行ったのでしょうか。南出賢一泉大津市長のように市民を守るような市長に、「それをやめろ、ワクチンを強制的に打て」そんな法案が昨日（2024年5月30日）、衆院本会議で可決したのです。参議院で潰しましょう！　～拍手～

衆議院の小選挙区は２８９あります。その２８９の小選挙区を、日本の独立自尊を第一に考える、そして国民の命を守る国会議員で埋め尽くそうじゃありませんか！　～拍手～

ここにいらっしゃる皆さんのように、国民の命を第一に守る、その志をもって日本を守っていこうじゃありませんか！　～拍手～

私たちは絶対に負けません！　私たちは戦い続けます！

ありがとうございました！　～大きな拍手～

※演説の模様は動画でもご覧いただけます。

第2章

ワクチン被害とがんを克服して

◆私がワクチンを3回打った理由

そもそも私がワクチンに関わるきっかけとなったものは何か、ということをお話したいと思います。ワクチンを3回打たなければならなかった理由があるのです。

私がライフワークとしている問題のひとつに「核廃絶」があります。「北東アジア非核兵器地帯国際条約議員連盟（※1）」を長崎の原爆の日の前日（2022年8月8日）に立ち上げました。しかし、アメリカ、日本、韓国という自由主義圏とかっていわれた国だけで合意をとっても、あまり意味がありません。中国、ロシア、そして北朝鮮が〝非核兵器〟に合意をしていただく必要があります。

実は、世界の中でも、南半球の大部分は「非核兵器地帯」であることをご存知でしょうか。北半球も合わせると、7つの非核兵器地帯があります。

非核兵器地帯：世界に広がる非核の傘

1　南極条約
2　ラテン・アメリカおよびカリブ地域における核兵器禁止条約（トラテロルコ条約）
3　南太平洋非核地帯条約（ラロトンガ条約）
4　アフリカ非核兵器地帯条約（ペリンダバ条約）
5　東南アジア非核兵器地帯条約（バンコク条約）
6　中央アジア非核兵器地帯条約（セミパラチンスク条約）
7　モンゴル非核兵器地帯地位
＋　北東アジア非核兵器地帯（非政府提案）

しかし、私たちが住んでいる北東アジアは、６０００発の核を持つロシア、５０００発の核を持つアメリカ、そして中国（推定４００発）、北朝鮮（推定40発）があり、わが日本は４つの核保有国に囲まれています。アメリカの核の傘の中にあるといっても、ＮＰＴ（核兵器不拡散条約）と、この非核地帯構想は矛盾をしません。核の傘を黒い傘とすると、その

※1　北東アジア（日本・韓国・北朝鮮）地域で核兵器の開発・製造・取得を禁じる「非核兵器地帯」を実現する国際議員連盟。日本・韓国・北朝鮮が非核兵器地帯条約を締結し、米中露の近隣3か国はこの地域において核攻撃をしないことを保証する内容等の条約を提言する。

下に白い傘をさして、非核兵器地帯をつくるというビジョンです。

この「非核兵器地帯」を宣言すれば、核保有国は、そこに核を打ち込むことができなくなる、という条約です。「そんな夢のようなことができるのか」と言う人がいますけれども、現実にもう7つの地域で動いていて、それを北東アジアにもつくろうというだけのことです。

この条約を実現するためには、どうしてもロシアや中国とも議論しなければいけませんでした。幸いなことに、ＡＰＰＦ（アジア・太平洋議員フォーラム）に国会から派遣団を送るので、その中のひとりとして行くように、という要請があり、願ってもない機会が2022年10月に訪れました。私の今回のＡＰＰＦにおけるミッションは、「朝鮮半島の非核化」であり、共同コミュニケ（共同声明の発表）までたどり着くことでした。

また、共同コミュニケの中には、過去にたったの1回しか「拉致問題の解決」が入っていませんでした。私は拉致議連の副会長も務めていますので、そんな日本が主導する会議の共同コミュニケに拉致問題が入らないのはおかしいという思いも抱えつつ、タイのバンコクで開かれた、第30回のＡＰＰＦに参加することになったのです。

しかし２０２２年の当時はまだ、海外に出かけていくためには、新型コロナのワクチンを打たないと渡航がスムーズにできませんでした。空港でひとりが足止めされると他の人たちの日程まで狂います。そんな事情もあり、結局３回、打ってしまったわけです。

◆ワクチンを３回打ったあとに起きたこと

その後、体に異変が起きました。

私は以前、院内感染が元で骨髄炎（ＭＲＳＡ感染症）を発症し一時は死線をさまよったこともあるのですが、そのときに併発した下肢の深部静脈血栓（エコノミークラス症候群）、それがさらに悪化した感じの症状が最初にありました（２０２２年10月頃）。足がパンパンの状態になる感じです。

足の悪化だけでは治まらず、飛蚊症《ひぶんしょう》のような症状（※目の前を蚊が飛んでいるように見える症状）も出ました。

さらに、喉の奥に火傷をしたような痛みを感じるようになりました。その時は、なにか熱いものを食べたための火傷だろうと思っていたのですが、火傷にしては一向に良くなりません。

年も明けた2023年1月13日のことです。この日は有明海が、もう本当にこれまでの中で最悪の状況といってもいいくらいのひどい状態でした。本来この時期は、佐賀の海苔《のり》の漁師さんたちは有明海で収穫をし、海苔を乾燥させる機械がフル稼働する多忙な時期なのですが、この年はそれがまったくできていませんでした。

耐えかねた漁民の皆さんが、私に有明海に視察に来てくれと言うので、ものすごく寒い日でしたが、仲間と一緒に海に出ました。海に出てみて驚きました。そこは私が小さい頃から知っている海とは同じ海と思えないような、無惨にも色落ちした貧弱な海苔の数々でした。本来だったら漁船が何百隻も出ているこの時期に、それが全く見当たらない。あとからわかりましたが、昨年は50年に一度の記録的な不作で、2024年もまだ状況は良くなりません。

そんな元気のない海苔の状況を見ながら、私も非常に体調が悪く、常に喉に何かが突っかかっているような感じがありました。

次の日の1月14日には、これも私のライフワークである国境離島の振興で、石垣島で開催された尖閣諸島開拓の記念式典に伺いました（おそらく国会議員の中でも最も多く出席していると思います）。

しかし体調がまったく良くならないどころか、目の方も少し異常な状態となり、すぐに帰ってきて、私の感染症を治し、私を復活させていただいた主治医がいる佐賀の病院に駆けつけました。

「喉を火傷したようなのですが」と先生にお伝えしたのは1月17日のことです。しかし、どうして火傷でこんなに体全体がおかしくなるのかと思っていたところ、とにかく細胞検査をしてみましょうということになりました。

左の扁桃腺《へんとうせん》が腫れた感じがしたので、扁桃腺肥大だと思っていました。簡易な検査をしてもらいましたが、異常は確認できなかったので、そのまま国会に出るため上京しました。1月は通常国会が始まる忙しい時期なのです。

それからちょうど10日後でした。1月26日に佐賀の病院から、「原口さん、とにかく早く帰ってきてください」と電話をいただきました。「いや国会中だから、そんな簡単に帰れません」と申し上げましたが、結局その週の週末に帰ることになりました。

◆「悪性リンパ腫」を告げられて

まぁ、病院が「早く来い」なんて言うときは、あまり良い知らせなわけがありません。結果が何か出たのでしょう、何か変なものじゃなきゃいいのにな、と思い病院へ行ったところ、「悪性リンパ腫」のようであると告げられました。「悪性リンパ腫」が血液のがんであることは知っていましたが、「そう来たか」と思いました。

悪性リンパ腫には、大きく分けて2種類あると先生はおっしゃいました。ひとつは非常に進行が速いタイプだけれど、ちゃんと治療をすれば回復する確率も一定以上あるもの。もうひとつは、進行は遅いけれど、治療が難しいタイプとのことでした。

私のがんは進行の速い方の悪性リンパ腫で、「びまん性大細胞型B細胞リンパ腫」の疑いが強いということでした。

正直、目の前が真っ暗になりました。それでいて頭の中は真っ白。この病名を検索してみると、非常に予後が良くない。そして生存率も高いとはいえない。ステージが進んでいた場合は特に。

早く「PET検査（※2）」を受けて、このリンパのがんがどの程度のものなのか確認しなければなりませんでした。首のリンパ1か所のみならステージ2、全身に広がっていればステージ4まである……ということも告げられました。

「ステージ4だったら私はどうなるのですか?」主治医は困ったような表情をしました。

※2　PET検査：(Positron Emission Tomography、陽電子放出断層撮影)。がんの有無や広がり、他の臓器への転移等を調べる精密検査。細胞の活動状況を画像で確認できる。

あとどのくらい生きられるのかと、不安が一気に押し寄せました。

私は、2023年2月からR-CHOP療法（※3）という抗がん剤を体に投与されました。首の付け根のところにポート（薬を入れる場所）を取り付けます。「なぜそんなポートみたいなものを付けなくてはいけないのか」と聞いたら、「抗がん剤が体の他の箇所に漏れると組織を痛めてしまうから」ということでした。抗がん剤ってそんなに強いものなんだと思い、非常に暗い気持ちになったのを覚えています。（この文章を書いている今、2024年8月、がんは寛解してポートも体から外す手術を終えています。）

その後、PETで調べてみると、扁桃腺以外の転移はなく、ステージ2だと言われ、少し安堵しました。ステージ2の生存率というのはどれぐらいかという話もして、私の闘病生活が始まったわけです。

2023年の春には統一地方選挙があり、高齢の母が骨折で入院したり、慌ただしい日々が続きました。母に心配をかけるわけにもいかず、私が代表を務める立憲民主党佐賀県連の仲間にも、変な動揺を与えたり、迷惑をかけちゃいけないという思いもありました。抗がん剤治療は、今まで通り国会に通いながら治療することができるということもあり、誰にも知らせずに、ずっと伏せていました。

4月の統一地方選挙では、立憲民主党の佐賀の仲間は全員当選してくれました。

◆「悪性リンパ腫」治療開始！

なぜ私はがんになったのか？　なぜ免疫力がここまで低下したのか？　どうもその、本当に突然来た感じがするので、前年の10月に打った新型コロナワクチンを疑い始めました。私の東京の主治医ともさまざまな相談をしながら、ちょっとがん細胞を調べてみよう、ということになりました。

また、佐賀の病院の主治医からは、一緒に頑張っていきましょうというお話もあり、

※3　R－CHOP療法：悪性リンパ腫の代表的な化学療法。5種類の薬剤（抗がん剤）の頭文字からとった名称。

私さえよければ公表しても大丈夫ですよ、ということでした。

R－CHOP療法では、私の場合6回ほど投与しました。3週間ごとにR－CHOPの薬剤を、首の付け根のポートから点滴をするのです。その点滴の際に、Rの薬がどういう副反応が出る、Cの薬、Hの薬がどういう副反応が出る、といった話をしました。吐き気とか、アナフィラキシーショックとか、いろいろな副反応があることも聞きました。強い薬には〝副反応〟がつきものです。

幸いなことに、私の場合は、ほとんど副反応らしい副反応がありませんでした。髪の毛も抜けませんでした。よくテレビドラマなどで見るがん患者の姿とは、もう全然違う。みんな私が、抗がん剤治療中ということもわからないだろうと思いましたので、すぐ国会にも参りました。

でも「必ず抜けます」とも言われていたので、ウィッグ（かつら）を作ることも医師に勧められ、作りました。抜けてから作っていてはがんだとわかってしまう怖《おそ》れがあります。

佐賀では、志のあるボランティアの方々が医療用のウィッグを頑張って作ってくださっていて、ＮＰＯ活動がすごく活発とのことでした。特に女性の患者さんは、髪の毛がなくなると辛い思いをされるので喜ばれますし、また過去に辛い思いをしたという方々もボランティアに加わり活動なさっているとのこと。「今のうちに作っておいてくださいね、私が電話しておきますから」と主治医から言われて、良いウィッグを作っていただきました。

着けてみると本当に嬉しかったです。こうやって、人は人によって救われるんだなと思いました。

「闘病日誌」では、そういった細かな日々の不安や、治療の過程のことなどを細かく記録しました（スマホの動画に語りかける形で全部で２００本ほどになりました。ｎｏｔｅで公表したり、ＴｉｋＴｏｋにも上げようと思っています）。

※闘病生活の詳細は「原口一博 悪性リンパ腫からの生還闘病日誌」をご覧いただけますと幸いです。《ｎｏｔｅで連載中》 https://note.com/major_seal6623

なぜ闘病日誌を記録したかというと、同じようながんで苦しんでいる、あるいは闘病されている方に、少しでも前向きの気持ちになっていただければ、と思ったからです。あるいはやはり、どの闘病もそうですが、それがどういうものかがわからないために、先行きが真っ暗闇です。行ったことがない道って、すごく遠くに感じられますよね。迷《まよ》い子のように心細くなりますよね。だけど、実際に行ってみると、そうでもなかったという経験は誰にでもあるでしょう。だからこれから「悪性リンパ腫」の治療を始めようとしている人にとっての、水先案内人の末席のようなものも務まるかなと思ったのです。

私のがん治療は、正直、恐怖の方が大きかったですが、実際には非常に順調でした。髪の毛も、Ｒ－ＣＨＯＰの2回目までは抜けませんでした。これ逆に「薬が効いてないんじゃないの」と思うぐらいでしたが、ある時にバサバサと、急に抜け落ちたのです。髪の毛が散らないようにするための頭に被るネットもいただいていましたが、そんなものは付けておらず、朝起きて枕を見たらもう髪の毛だらけ。ついに来たと。それから約1週間で、ものの見事に髪がなくなってしまいました。

若干焦りましたが、あらかじめ、自分の頭に合ったウィッグをいただいていたので（すごく上手に作っていただきました）、これだったらほとんどわからないな、という安心感もありました。

でも今、あらためて当時の映像など見てみると……わかりますよね？　ただ当時は誰一人として、「あなたの髪の毛、いつもと違いますね」と私に言った人はいませんでした（優しい心遣いが働いていたのだと思います）。

4月の統一選挙の期間には、国会議員として大勢の人に会いましたし、しかも壇上で挨拶もしますから、皆さんの注目の集まるところでした。しかし誰からも「何かの病気をしているのですか？」と言われたことは1度もありませんでした。

また、ちょうど同じ4月でしたが、衆議院と参議院の補欠選挙もあり、何としても応援に行かなければいけない場所がありました。それは、有田芳生さんの出馬する山口4区でした（※安倍晋三氏の死去に伴う衆議院議員補欠選挙／2023年4月23日投開票）。

私は彼のことを誤解していて、本当にもう正義の人だったにもかかわらず、過去に無礼なこともあり、「この人のところへは絶対に這ってでも応援に行くんだ」という思いでした。お詫びするのだと。

ただ、ちょうど運悪く、彼のところに行く日は、抗がん剤の点滴の翌日でした。確か4回目だったと思います。それまでは、国会に行こうが何をしようが、全然吐き気も何もなかったのですが、あの時だけはひどく辛かった。今でもよく覚えています。

山口の下関と佐賀はそんなに遠くありませんが、大変に体の具合が悪くて、1つのインターを越せなかった。道路が混んでいなければ関門海峡を越えて、2時間もあれば下関の入り口までは届く距離です。ところがそれがなかなか届かない。具合が悪い。吐き気がする。途中下車する。でもなんとか到着し、（文字通り這ったようにして行って）有田さんの顔を見た時には、本当に心の底から暖かい気持ちになりました。

下関の山口4区といえば、安倍元総理のお膝元で、大変厳しい選挙でした。ただ、下関の皆さんにすごく暖かく迎えていただいて、有田さんは絶対屈しない戦いに挑んでいました。逆に私が勇気をいただいて帰る、そんな選挙でした。

◆がんを公表

それまでは、自分のがんのことは伏せていたわけですが、国会で質問をしたときのことです（2023年4月10日／衆議院決算行政監視委員会）。

ちょうど松野官房長官（当時）が松下政経塾の後輩だったので、「これぐらいは答えてくれるだろうな」という予想のもとで質問したのですが、彼も余裕がなかったのでしょうね、木で鼻をくくったような答弁でした。それで私が髪の毛を掻きむしったら、ウィッグがずれてしまったのです。

この2023年に私は、いわゆるインターネットのSNSトレンド1位というものに、何回かなっていますが、その時はひどい言われ方で、「原口はヅラだった」という話題で

1位です。その他、容姿に対する差別的な発言を一気に受けました。

そんなこともあり、選挙も一段落したので「悪性リンパ腫」であることを公表しました。

過去に難病に苦しんだとき（※4）も、励ましをいっぱいいただきました。あの時、病気の種類は違いますけれども、難病（潰瘍性大腸炎）で苦しんでいた安倍晋三さんから、「難病を公表するということは勇気が要りますね。だけど、あなたのその姿を見て、たくさんの人たちがまた勇気をもらいますよ」という言葉をいただいたこともありました。

当時も差別的な発言を、たくさん受けました。「難病の国会議員に何ができるんだ」「人からお世話をされている人が、人のお世話なんかできないだろう」、という言葉も投げかけられました。

病気をするというのはこういうことかと、初めて気づかされました。総選挙で激しい戦いをしているときでしたから、あからさまにそういう行き過ぎた発言をする人もいるとは思いましたが、あまりにもひどいものでした。

私はその発言を、とある敵陣営の集会で発せられていたことを聞いたのです。しかし、何より苦い思いをしたのは、その発言をされた方の言葉そのものではなく、それを聞いた会場の人がみんなで笑っていたことです。嘲笑《あざ》いですね。そういうのって集団で人を傷つけることなんですね。

でも今回は、逆に励ましてくれる人の方が多い印象で、難病のときとはまた少し違った反応が多くありました。

難病はレアなケースが多く、原因も症状もよくわからないものが多々あります。だから人々もなんだかよくわからないので対応に困ったのではないでしょうか。

がんもいろいろな種類がありますが、少なくとも日本人にとって、死因の一番目に来る病気が「がん」です。がんは身近な病気であり、死のイメージがつきまといます。そん

※4　2016年12月、「骨形成不全症（国指定難病）」であることを公表。2014年には「骨髄炎／MRSA感染症」を発症。どちらも強靭な回復力で完治している。

な普段からよく見聞きしているがんに対する反応は、難病の時とは明らかに違いました。また、たくさんの仲間からは、「がんをいかに克服するか」ということも教えていただきました。

ただやはり傷つく言葉を投げかけられるときもありました。

「原口さん一体どうしたのですか？　ワクチンにそこまでこだわるなんて。がんで〝せん妄《もう》〟になっているんじゃないですか？」と、ある感染症の専門家に言われたこともありました。せん妄。つまり、「あなた、がんで正常な判断ができなくなったんじゃないの」という差別的な発言です。苦いものがこみあげました。

また、「今まで国会活動を突っ走ってきたのだから、時にはゆっくり休んで病院に入院したらよい」という人もいました。なぐさめのつもりで心配しての言葉だったとは思いますが、引退していいぞと言われているような気持ちも抱きました。

私は今、9期目の代議士です。任期は最大で4年、平均すると2年8か月に1度解散があります。だからその間は、走って走って、走りまくるのは当たり前と思っています。私はこれまで、1日も政治活動、国会活動が滞ったことは、たとえ手術があった日でもないのです。だからぜひ「もっと頑張れ！　もっと自由にやれ！」とおっしゃっていただけるのが、私にとって一番の活力となることを、ここで告白させていただきます。

◆がんを公表後、応援していただいた方々

公表してからは、たくさんの人たちが助けてくれました。助けてくれただけではなく、「果たし状」も来ました。果たし状は、不思議な果たし状でした。

私の選挙区である佐賀一区に、自分たちの政党から立候補者を出すから、街頭で決闘というか、対決をしてください、という意味のことでした。立憲民主党の佐賀のスタッフとも話し合って、「挑戦状をもらってうちの原口一博が逃げるというのはない！　当たり前だ、やるに決まっているぞ！」と言って、街頭に出たんですね（2023年8月20日）。

待ち受けていたのは、参政党の神谷宗幣さんです。当時は事務局長でしたが、唯一の

国会議員で、龍馬プロジェクトなどでもお名前を聞いていた存在でした。

対決を受けて私たちは演説バトルを繰り広げようと思いましたが、ワクチン問題を中心に話していると、どういうわけか意気投合してしまい、バトルにならないのです。独立自尊の日本をつくる、日本人の命を守る、そして日本を衰退から成長に、ということを言うと、神谷さんも似たようなことをおっしゃるものだから、全然対決にならない。逆にどんどん盛り上がっていく（笑）。この時の模様は、今でもＹｏｕＴｕｂｅに動画が残っていますので、ぜひチェックしてみてください。

余談ですがこの時のことは、あとから党の方から口頭注意を受けました。党の政策と違うことを言っており不適切だ、という理由でした。ただ、誤解をされないように補足しておきますが、ワクチンの被害について寄り添うべきだという法案（２０２３年6月14日議員立法「コロナ後遺症対策推進法案」及び「コロナワクチン健康被害救済法案」）を党が出して、その時の国会で、附帯決議はいろいろなものに入っていますから、私が言ったことが党の方針と違うというのは誤解であるということを、ひと言加えておきたいと思います。

その後、神谷さんの方から医師の吉野敏明さんをご紹介いただきました。吉野さんが私の闘病している姿を見て、救いたいというお気持ちで、お電話をくださいました。吉野さんは大阪府知事選挙にも立候補されたので（2023年4月9日投開票）、私もお名前は知っていました。悪性リンパ腫のことや再発しないための食事について、さまざまなことを教えていただき感謝しています。

動画での対談も実現して、『ガンになった原口一博が気付いたこと―吉野敏明との対話』（青林堂／2024年）という形で書籍化もされ、多くの皆さんに手に取っていただきました。

また、南出賢一市長（大阪府泉大津市）も心配して、私にアクセスをして来られました。南出市長は、この新型コロナ、ワクチン、プランデミック問題に敢然と向き合っている方です。そして、泉大津市の事例を詳しく教えていただきました。新型コロナやワクチンの厳しい状況を緩和するお医者さんや看護師さん、あるいは様々な福祉関係の方々ともネットワークを構築されて、その拠点までつくっている方です。私も、すごく勇気が出ました。（※ワクチン後遺症と回復の実態を語りあった南出市長との対談は第4章をご覧ください）

2023年の夏にはもうウィッグも外して、つるつるてんの頭で活動する姿が残っています。

及川幸久《ゆきひさ》さん（国際情勢アナリスト）、石田和靖《かずやす》さん（国際情勢YouTuber）、Trilliana 華さん（インフルエンサー）に再会したのもその頃で、ひとつの大きな契機となりました。

石田和靖さんは私とひと回りぐらい違いますが、松下幸之助さんと話しているような錯覚を受けます。それはどんな感覚かというと、「現場を大事にする心」です。それからよく「光の射す方に」と2人で話すのですが、とにかく明るくて暖かい。眠れない夜、本当に多くの絶望を感じさせるような夜もあります。だけどカズさんと話をしていると、夜明けの光は必ず来る、ということがよくわかるのです。

及川幸久さんも同じであります。及川さんの発信されるものはずっと注目して見聞きしていました。２０１６年のアメリカ大統領選挙で、ディープステートと懸命に戦うトランプさんの情勢を伝えながら、及川さんご自身も戦っておられた。

ちなみに、ディープステートなんていうと、「そんなものどこにあるんだ」と言う人がまだいますが、軍産複合体、医薬複合体、あるいは情報通信や金融複合体、ＷＨＯに関連する組織、ビッグファーマなどのことを指す言葉です。戦争屋に金融搾取屋、国家を超えたグローバリストの集まりのことであり、超大国をも動かす力がある連合体です。

及川さんの話を聞くにつれ、そんなアメリカの実態がよくわかるようになりました。カズさんもユキさんも、非常に魂が澄んだ方で、話していると考えが瞬く間に整理され、この人たちと一緒だったら新たな地平を見ることができると思っています。

Trilliana 華さんのXのスペースでは、及川さんが司会をしてくださって、「こうやって、自分のがんを調べていくんだ」という話もしました。及川さんの友人であるＡＳＫＡさん（音楽家）とも意気投合しました。若い頃から彼の音楽のファンでしたが、悪性リンパ腫がわかって、直接、勉強会にも誘っていただき、心の支えとなっていただきました。

自らもがんとの闘病をされたボクシング世界チャンピオン、竹原慎二さんからは励ましの言葉をいただき、闘う勇気をいただきました。

まるで天が私を助けてくださるように、がんを公表することで人がどんどん集まってきて、そしてさまざまな知見を与えていただきました。感謝でいっぱいです。


あるいはちょうどパンデミックが始まったときには、私たちは北里大学大村智記念研究所を訪れ、ノーベル生理学・医学賞を受賞した北里大学特別栄誉教授の大村智博士、それから花木秀明教授に「イベルメクチン」についてご説明をいただき、日本の薬でなんとかならないだろうか、ということを真剣に検討しました。法案（※5）も出したのです。

（※北里大学大村智記念研究所を訪れた話の詳細は、第3章でじっくり触れます）

花木先生にはイベルメクチンに関することだけでなく、私のがん細胞と新型コロナワクチンの関係についての調査にも大きなお力添えをいただきました。

だから、先般の補欠選挙（島根1区／2024年4月28日投開票）で当選してきてくれた親友中の親友、亀井亜紀子さんに、「原口さん、何であなた、あんなにイベルメクチンに熱心だったのに、ワクチンを打ったのですか」とまで聞かれるような始末でした。あのときは、打たないと海外に出られなかったことを説明しました。

ほかにもたくさんの方々が、私に教えてくださいました。東京理科大の村上康文教授もそうです。医学的、科学的見地からウイルスやワクチンといかに対峙すべきかを学びました。

それから自著『平和』でも対談している私の親友、水島広子先生、そのお姉さん弟子の先生にも随分なご心配をかけました。

宗教家の大家であるHさんも、私に電話をかけてきて、「この病気は仮に1回寛解しても、食べ物、あるいは、やるべきことをやらないともう1度再発するなかなか厄介な病だ

※5　「新型インフルエンザ等治療用特定医薬品の指定及び使用に関する特別措置法案」（通称：日本版EUA整備法案）2021年6月8日衆議院に提出。

から、自分の病院に1回診せに来てごらん」と言ってくださったり、本当にいろいろな方々がお知恵をくださいました。

そして、私のがん細胞の調査、治療支援には実に多くの方々が力を貸してくださいました。お名前を記する事ができない方もおられるので、著作などでも活躍されている方を感謝をこめてお二人、記しておきます。

お一人は、がん温熱療法でも免疫療法でも有名な齋藤真嗣医師です。アメリカと日本を行き来する敏腕医師ですが犬塚直史さん夫妻が紹介してくれて、免疫力を高めるには、どうすれば良いか教えていただきました。

もうお一人は、宮川路子医師です。及川幸久さんが紹介してくださいました。抗がん剤による標準治療を続けましたが、宮川先生が水素吸入と高濃度ビタミンの選択肢を教えていただき、ずいぶんと気分も楽になりました。宮川先生は、大学で教鞭を取りながらのお忙しい時間を割いて悩みにも相談にのっていただきました。

心から感謝を捧げます。

◆BANされた井上正康教授との対談

その中でも特に、「グローバリズムと闘う議員連盟」の中心的なアドバイザーをしてくださっている井上正康先生も私のところへ来られて、あらゆること（特に新型コロナワクチンが免疫系にどんな悪さをしているのか等）を教えていただきました。

ところがある日、井上先生をお招きして、YouTubeで生配信をしたのです。するとそれがBANになってしまい、1週間チャンネルが止められてしまいました。なぜBANされたのか、そのときはわからなかったのですが、ワクチンやイベルメクチンについて発言するとAIに感知され、自動的にBANされるらしいことを、少しずつ知っていくことになります。

2024年7月16日に、総務省がSNS運営大手に対し、「偽情報拡散防止のため違法な投稿の削除など速やかな対応を促す制度整備やネット広告の審査強化を求める報告書案」をまとめましたが、「偽情報ってどっちがだ」と言いたくもなります。検閲は違法です。

ワクチン問題では、感染予防効果も、あるいは重症化予防効果も、ずっとゴールポストを動かし続けてきているわけです。このパンデミックが始まった2020年以降、もう5年目に入るわけですから、この期間のデータがあるはずでしょう。データについて開示、解舒《かいじょ》してくださいとずっと言っています。私は国会議員ですから質問主意書も出しました。

2023年暮れの臨時国会で提出した質問主意書、その答えは「今調査中であります」といった回答でした。「調査中ということはどういうことですか。よその国はもう2年も前に止めているにもかかわらず、6回も7回もワクチンを打っている国はほかにあるのですか？」という状況のなか、まったく、「どっちが嘘を言っているんだ」という話なのです。

私たちが過剰に反応している、と言われることもあります。「反ワク」という言葉まで出して、差別的に使われているわけですが、世界の動きをどうして見ないのか……。

◆WCH、テス・ローリー博士、海外の医師たちとの出会い

YouTubeはそのように、有無を言わさずBANするといわれています。YouTubeの本社であるGoogleには、総務大臣だったときに訪問したことがあります。「自由、公平、公正、オープンなことを大事にする」会社だと直接役員の方から聞いていました。しかし、あれから15年後の今日、様々なことを学んだGoogleに対して「どこがオープンだ！　検閲ではないか！」と、憤る日が来るとは夢にも思いませんでした。あまりにもひどいと思ったので、英語字幕をつけてXで動画を出したのです。

それが世界中で何百万回と拡散され、逆にBANされたことが不幸中の幸いというか、世界の同じ方向を向いている人たちの目に留まりました。

その中の1人が、テス・ローリー博士です。テス・ローリー博士は、元々WHOで働いており、イベルメクチンの有効性について、4人の科学者と共に有効であると考えておられたようです。

ところが、そのうちの1人の方が、手のひら返しをして袂《たもと》を分かつ出来事があったこともあり、「ワンワールド・ワンヘルス（One World,One Health／人の健康、動物の健康、環境の健全性を、世界のひとつの健康と捉え守っていくという考え方）」という考えに疑問をお持ちになったようです。

例えばどういうことかというと、同じ人類でも、住む場所や食習慣が違えば、健康への考え方は違ってきます。北極圏やアフリカに住んでいる人は、私たち日本人とは違う食の摂り方をされることでしょう。その方々と私たちは同じものは食べていないわけです。また彼らの食べているものが、我々の体に合うかというと、それはまた別の問題です。

同じ人類でも、人によってそれぞれ違うということです。民族、文化、生まれた場所、住んでいる場所、そういった要素によって、体の適応や食べ物に対する反応なども違ってくるでしょう。

だから「ワンワールド・ワンヘルスという考えは、幻想ではないか。人の健康には〝ベターウェイ（The Better Way／よりよい方法）〟があるだろう」というビジョンを掲げ、テス・ローリー博士は「WCH（※6）」を2021年に立ち上げられたのです。

また、海外からはいくつか情報が寄せられ、様々な国々の医師を紹介していただきました。その方々がおっしゃるには、「日本のがん治療は、抗がん剤、あるいは放射線治療に非常に特化し過ぎているのではないか」という批判もありました。

吉野先生との本にも書いていますが、「がんは何が原因でできるんだ」ということです。遺伝子の異常や免疫の低下が原因とはよくいわれることだとしても、「それがなぜ起きる

※6　WCH：World Council for Health（ワールド・カウンシル・フォー・ヘルス）……WHOに代わる命を守るネットワーク。2021年9月にイギリスで、アメリカ、カナダ、イギリス、南アフリカ、ドイツから集まった医師、科学者、法律家、人権擁護運動家たちによって設立（創設者：テス・ローリー博士）。現在、世界45か国以上、200以上の団体が賛同する、健康をめぐるより良い方法を目指した、各分野におけるトップレベルの専門家と草の根活動が繋がる、世界的な連合体。科学的根拠に基づいた健康対策を提案しており、イベルメクチンの有効性を訴え、新型コロナワクチン接種キャンペーンの中止を求めている。

のか」という話はこの日本ではあまり耳にしません。

もっと突っ込んでいうと、「日本だけが、がんによる死亡が増えているのではないか」という可能性、疑念を、私はいま考えています。


テス・ローリー博士にご紹介いただいた世界の名医といわれる3人の医師のうちのひとりが、日本のWCH（WCH－J）の代表理事をされている柳澤厚生《あつお》先生です。柳澤先生には、がんの食事療法を詳しく教えていただきました。

簡単にいえば、がんのプロモーター（推進する役割）になるような食べものや栄養素を、これ以上体に入れない、ということです。やはり人間の体というのは、食べものにより成り立っています。体に入れる飲みもの、食べものをもっと注意しないといけない、ということを気づいたのもそのときです。大好きだった甘いお菓子、揚げ物は控えるようになりました（※がんと食事の影響に関する詳細は、前述の吉野先生との書籍『ガンになった原口一博が気付いたこと―吉野敏明との対話』にたっぷり書いています）。

このように本当にいろいろなアドバイスを多くの方々からいただきました。神さまは私に、とんでもなく乗り越えられないような困難を与えてくださる、と思っていましたし、来年の桜を見ることができるとは、正直、確信が持てませんでした。励ましてくださった方々、お支えいただいた方々に改めて感謝を捧げたいと思います。

傷つくような差別的な発言も受けました。心ないニュース記事にもなりました。そんなときは医療スタッフの皆さんが、自分のことのように怒ってくれました。「こがんこと（こんなこと）言うて、負けんさんなよ、負けんでね」とおっしゃっていただき、涙が出ました。すごく嬉しかったです。

困難に出会うと、人の暖かさやありがたさというのは、余計に身に染みるものと思いました。

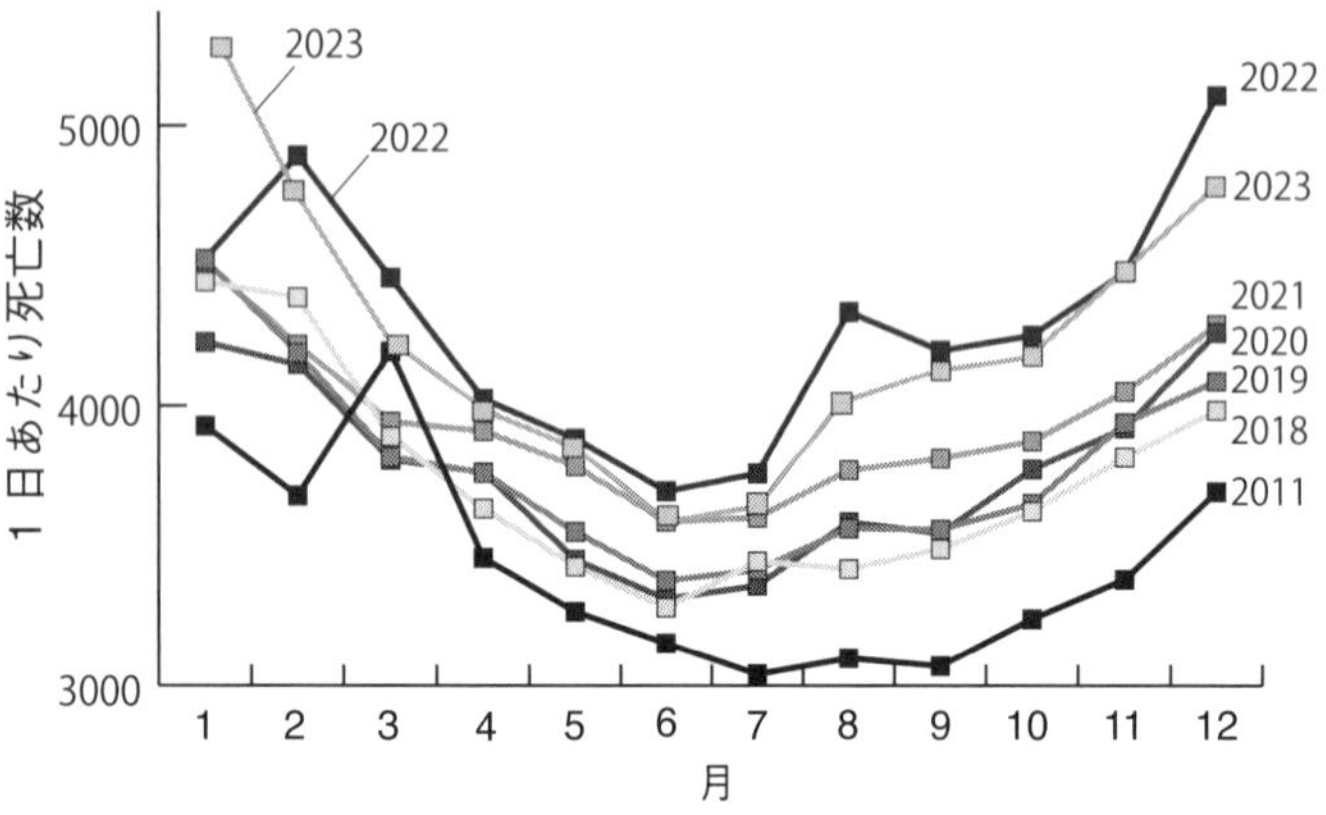

日本の死亡者数推移 年次別／月次別／1日あたり別

（厚生労働省・人口動態統計より作成）

◆ワクチンによる「超過死亡」の現実と健康被害

立憲民主党が私にチャンスをくれたこともあり、全国中継がある国会でワクチンに関する質問をしました（２０２３年６月12日／衆議院・決算行政監視委員会）。

まずはがんの件では、がんの死亡者数や罹患者数が年々増えている現状に対して、「超過死亡や年齢調整の件では、あきらかに数字を操作している！　おかしいでしょう！」ということをはっきり申し上げました。そして、ワクチンとがんの因果関係に関しても、直接的には言えませんでしたが、私が体を張って、抗がん剤で髪の毛も抜け落ちた状態で国会に立ち質問をしていれば、誰だって気づくでしょう。「ワクチンを打ってから調子がおかしくなった」とも発言しています。

「超過死亡（※7）」については、グラフにして提示しました。2022年以降、理由なく増加する死亡者数について、政府はなんの見解も対策も示していません。ワクチン以外考えられないと思われる状況の中、「もうこれ以上はワクチン接種をやめてほしい、被害を増やすのをやめてくれ！」と強く訴えました。

超過死亡というのは、ある時期の本来想定されている死亡者数よりも増えた数のことをいいますが、ワクチン接種後の時期の死亡者数が異様な増加数を表したデータがあるに

※7　超過死亡……過去のデータに基づき予測される死亡数を超える死亡のこと。国立感染症研究所も、2021年4月以降に顕著な超過死亡数を確認したとするが、新型コロナウイルスの流行の波と重なることは認めつつも（死因はがん、循環器系疾患、脳血管疾患、老衰、自殺が多い）、ワクチン摂取との因果関係は認めていない。
https://www.niid.go.jp/niid/ja/typhi-m/iasr-reference/2640-related-articles/related-articles-532/12732-532r10.html

もかかわらず（2022年、2023年の明らかな増加）、政府、厚労省はそれを認めていません。

なお、2023年の年間死者数は159万人。戦争末期の1945年が216万人でしたが、それに次ぐ史上第2位の死者数であることは、あまり知られていません。

この超過死亡の問題においては、藤江成光《まさみつ》さんが被害者の方々に寄り添ってくださっています。藤江さんは国会議員の秘書を14年間務められた方で、今は優秀なジャーナリストとしてご活躍されています。藤江さんが作成した超過死亡のデータを、国会ではパネルにして使用させていただきました。

しかし政府も厚労省も「超過死亡なんかない」という一点張り。私たちから見ると、大本営が言論に蓋をするような状況でした。戦前の大本営の時代より、むしろ質《たち》が悪い。

2024年に入っても、日本の理由なき死亡者数の増加は収まりが見られないため、引き続き粘り強く追求していきたいと思います。

それから南出市長の泉大津市を例に出し、「ワクチン接種後にこういう被害が出ています。被害者に寄り添ってください」と訴えました。

製薬会社とのワクチンの売買契約についても投げかけました。厚労省の担当者からも、「見積書や契約書を見たことがない」と聞いたからです。それなら誰が確認しているのか。「総理はご覧になっていますよね？」と岸田首相に伺ったところ、答弁はいただけませんでしたが「首を縦にうなずかれた」ため、総理はすべてわかってやっている、と私には伝わりました。

その後も岸田政権は、ワクチン接種を止める気はなさそうです。

（この日の国会での質問と答弁は、巻末に掲載しておきますので、ぜひご参考になってください）

◆がんが消えた！　自分のがん細胞を調べてみた

おかげさまで、その2023年の7月の終わりに、「がんがどうも消えたようだ、寛解《かんかい》に向かったようだ」と主治医より告げられました。寛解というのは〝一時的あるいは永続的に、がんが縮小または消失している状態のこと〟をいい、決して完治ではないので今後も注意が必要だということも告げられました。

その後、R-CHOP療法の一環で、プラス2Rをした方が良いというので、抗がん剤を追加で入れ、ひと通りのその病院でのがん治療は終えることになりました。

平行しながら、自分のがん細胞を調べていました。3回打ったワクチンの影響があるのではないかと、複数の医師の方からも言われていました。

ちなみに3回のワクチンはすべてファイザー製（ロット番号は、①FC9880、②FD1945、③GD9568　※3番目はオミクロン株対応）。1番目と2番目が、非常に問題とされるものでした。

その当時、よくいわれた「SV40（Simian virus）プロモーター」という発がん性のウイルスがワクチンに含まれているのではないか、という疑惑がありましたが、これは私のがん細胞からは見つかりませんでした。それ以外にもがんを誘発するような遺伝子群は確認できませんでした。この点についてはひと安心です。

しかし、免疫力が急激に落ち、がんをやっつけるT細胞が働かなくなったこと、がん細胞の増幅を抑えることができなかったことは、ワクチン接種以外には考えにくいという結論もいただきました。

◆ワクチンの真実に気づいてほしい

ワクチン後遺症に関しては、今もなお、多くの方が悩まされており、重篤例や死亡例も相次いでいます。症例は様々あり、寝たきりとなって休職や離職に至った方もいます。「倦怠感」といった全身がだるくなる症状では、検査しても異常は見つからず、治療法はないと一蹴され、たらい回し状態となっている人も少なくありません。(※ワクチン後遺症の実態に関しては、第4章で詳しく取り上げます)

悔し涙を流す「全国コロナワクチン被害者の会」の方々も来られました。それから、「全国有志医師の会」の皆さんともお会いしました。被害が広まるとともに、私たちのネットワークも広がっていきます。

ただやはりどうしても、まだまだほとんどの国民の皆さんが、ワクチンの真実についてはご存じではありません。

「俺はもう7回もワクチン打ったけん、無敵ばい」と言っていた地元の方が、この間お姿が見えなかったので、どうされましたかと聞いたら、亡くなられていました。

あるいは、私の大切な友人も亡くなりました。同級生の彼は私より後に大腸がんが見つかったにもかかわらず、ターボがん（新型コロナワクチンの接種後にがんの進行が加速すること）だったのでしょう、あっという間でした。もうこの世にはいません。福祉施設で勤務していた彼もワクチンをたくさん打っていました。

それから民主党の時から一緒に戦ってきた市議さんも亡くなられました。本当に、見送る人がこんなにも多い。急激に増えました。皆さんのまわりではいかがですか？

ちょっと多いなと感じませんか?

今も多くの人たちからご相談を受けます。国会議員からの相談も少なくないです。国会議員の健康不安は選挙で一番不利になりますから、本当に信頼のおける人だけです。

でも私は、がんもワクチンも、公表させていただいて本当に良かったと思っています。

政府、そして厚労省は、新型コロナワクチンと健康被害の因果関係を、未だ認めようとしません。厚労省の「予防接種後健康被害救済制度」で認定された死亡者数は700名を超え、後遺症が認定された方は7400名を超えているにもかかわらずです(※2024年7月現在)。

「健康被害救済制度」では、ワクチンの接種による健康被害と認められた場合に、医療費及び医療手当、障害年金、死亡一時金、遺族年金、葬祭料などの給付が受けられます。該当が考えられる方は、住民票登録のある市区町村にご相談されてみてください。

ワクチンに関しては未だ開示されていないこと、わかっていないこと、あるいは隠されていることが多すぎます。

これからも真相究明に全力を傾け、国民の健康と命を守っていくことを第一に活動を続けていきたいと思っています。

第3章

新型コロナウイルスは計画されたパンデミック?

◆中国・武漢で新型コロナウイルス発生

そもそもこの「プランデミック」と呼んでいるものを、いつ私が認識したのか？　新型コロナウイルスの騒動を、少し振り返ってみたいと思います。

2019年の12月初頭でした。SNS上でアメリカ人と中国人の方から、ちょっと不思議な情報が上がってきたのです。

どういう話かというと、映画『バイオハザード』と似たことが、いま中国で起こっているのではないかということでした。場所は中国の武漢、ウイルス研究所です。それはつまりストレートにいえば〝生物兵器〟にも転用できる研究所ではないかという疑問。ちなみに世界各国で生物兵器を作っているという話は常識で、それに対する防護も研究も同時にされています。

この生物兵器なるものが、故意なのか過失なのかわからないが、どうやら漏れたのではないか。そして感染が広がっているようだ、ということでした。

当時、藤原直哉さん（経済アナリスト）のXもフォローしていました。フォローしていただけではなく、毎週火曜日に配信されるメールマガジン『世界と日本に一言』『21世紀のリーダー』も購読していましたが、そこにも同様のことが書かれていました。

こういう怖ろしい話は、まことしやかに流れるものです。嘘か本当かはわからない。ただし「そんなことありえない」と思うのではなく、まずは確認するという行動が議会議員の基本的姿勢です。

人間には、正常性バイアスがいつもかかっていると思っています。つまり、起こってほしくないことは、最初から「受け入れがたい」と思う気持ちです。普通に暮らしていれば、それで済む場合もあると思いますが、私たち国会議員はそれでは務まりません。もし万に一つでも、それが本当のことであるならば、それに備えなければいけないということです。ただ、この件はいろいろ調べましたが、なかなか正確な情報がヒットしてきませんでした。

２０２０年の仕事始めは1月6日。さっそく私は２０１９年の年末、厚労省の方々に「年始から悪いけど、こういう情報が寄せられたので、すぐに情報を集めてくださいませんか」といったことをお願いしました。厚労省の皆さんは、快く引き取っていただきました。

まだあの時の私は、国民民主党の国対委員長でしたので、厚労省の方々には、国対委員長室にわざわざ来ていただきました。報告は、以下のようなものでした。

「この情報はあながち嘘ではない。しかし、バイオハザード（生物災害）というような確証はなく、武漢の海鮮市場で売られているセンザンコウとコウモリに潜んでいたウイルスが人に感染したのではないかとの情報もあるが、これも定かではない。動物ヒト感染なのではないか」ということでした。

「人から人へ感染したという事実はまだ確認できていない。感染した人は、調べたところによると59人である。亡くなった方はいない」……というのが厚労省の第一報でした。

正直いって、「そんなの嘘でした、ネットのデマでした」という報告を、私は少なからず期待していました。武漢は人口1100万人の近代都市です。感染が広がらなければいいのだが……と思いました。

ちょうど時を同じくして、私の仲間であるO代議士が、中国に視察に行く用があるとのこと、しかも武漢に行くというではありませんか。「Oさん、実はいまこういう情報があるから、行かない方がいいのでは」と伝えたところ「いやいや、向こうの人ともやり取りしているけど、そんなニュースはありませんよ」ということで旅立ったのです。

1月10日に出かけて、その5日後には、もう日本に戻ってきました。「どうでしたか？パニックしていませんでしたか？」と言うと、「いたって平常でした」とのことでした。

実はこの後、武漢がロックダウンされるのは、その翌週の1月23日です。あとからわかりますが、日本でも1月15日に、神奈川県でコロナ感染の患者第1号が出ています。O代議士はかなりギリギリのところを歩いていたのではないかと思います。

ＷＨＯは1月30日に、新型コロナウイルス感染症について、「国際的に懸念される公衆衛生上の緊急事態（ＰＨＥＩＣ）」を宣言し、その後の3月11日に「パンデミック（世界的な大流行）とみなせる」と表明しました。

◆「見えないもの」への怖れが生んだ「全体主義」

ＷＨＯの意図なのか、普通の人間の心理なのかはわかりませんが、パンデミックに対する人々の態度は「極端に怖れる」ということが選択されました。

心理学の刺激の実験で、「Ｓ−Ｒ理論（stimulus - response／刺激と反応）」というものがあります。同じ刺激をずっと受け続けると、人間はその刺激に反応しなくなったりすることです。

「ナイーブ&イグノア」という心理学の理論もあります。ナイーブは「素直、純真」、イグノアは「無視すること」です。あまりにも抱えきれないぐらいのひどい状況が起こると、「とりあえずなかったことにしよう」「見なかったことにしよう」という心理です。あるいは何回もことが起こると「一回一回気にしてもしょうがないから、もう無視しよう」という心理を指します。

人の感情は得てして、こういう精神の波が行ったり来たりするわけです。

しかし、最初の頃は無視しながら平常を保っていても、いずれバケツから水が溢れる段階となり、次に何が襲って来るかというと「パニック的な怖れ」です。

およそ100年前の1918年、2500万人以上の死者を出したといわれる〝スペイン風邪〟が流行したときのことを書いた『史上最悪のインフルエンザ　忘れられたパンデミック』（A・W・クロスビー著／みすず書房）という本があります。それを読むとわかるのですが、今とよく似たことが起きているのです。

それは、【パンデミックは戦争に付随している】ことです。スペイン風邪が流行した当時は第一次世界大戦中で、兵士とともにパンデミックが広がっていったともいわれています。そしてその広がりを見せるなか、世界各地で生まれてきたものが「全体主義」という思想、体制です。

ソ連（スターリン）、ドイツ（ヒトラー）、中国（毛沢東）、イタリア（ムッソリーニ）……共産主義（マルクス主義）との相性の良さもあり、一気に世界中に広まりました。心理学的な分析によると、人間というのは、「知らないこと」「見えないもの」に極端な怖れを抱くものといえます。「全体主義」が生まれ、人々を支配しようとするとき、そこには常に「怖れ」が同居していました。

怖れを抱くこと。いま私たちは、人々の恐怖心を巧みに操る【WHOの全体主義】と戦っているともいえるのです。

「WHOが邪悪なお金に支配されている、ビッグファーマ（巨大製薬会社）や「ビル&メリンダ・ゲイツ財団」などの組織のいうがままではないか？」という人たちがいます。それは必ずしも否定できないことですし、色濃い影響があることは否めないでしょう。ただ、「お金を持っている人たちによる影響力により、そのほかの人々の考え方を歪めている」ということは事実であり糺《ただ》すべきところとは思いますが、しかしもっと根源的なところでいうと、「わからないことが許せない、はっきりさせないと怖い」という状態ともいえます。本当のことを知りたい。全部白日のもとにしたい……それにより「恐怖」が消えるからです。そして人は、「恐怖を消すためだったらなんでもやる」という心理になってしまうのかもしれません。

今回のプランデミック、私たちが新型コロナウイルスと呼んでいるものは、異常な「ステルス性」を持っていたともいえるでしょう。

ステルス性とは、見えないもの、隠されたもの、という意味です。当初、このウイルスがなんと言われていたかというと、「発症前からも感染が広がる」ということです。潜伏期間があり、誰が感染しているかがわからない得体の知れない状態で、感染が広がっていったとされています（本当はＰＣＲの問題点も深刻でした）。

そういった不気味なステルス性が恐怖心を煽りつつ、全体主義的な支配者は、私たちの社会や生活全体を現代的な監視システムを駆使し、人々の流れや動きをすべて可視化したいと考えていきました。

◆「怖れ」が人間を残酷にする

100年前のパンデミックの時も、社会の分断が起こり、「怖れ」の増幅を助長させるものがありました。「怖れ」こそが人と人を分断させ、人を人でなくす力にとらわれるものなのです。私たちが全体主義に対抗するときに、最も注意を払うべきは「怖れ」です。

歴史を見ると、人間というのはここまで残酷になれるのか、という悲惨な出来事は数多くあります。例えば、ハンセン病（らい病）の患者の皆さんに、人類がこれまでどんなひどい仕打ちをしてきたか。差別、偏見に満ちた残酷な歴史がそこにはあるのです。

当時の人類は、もう筆舌に尽くしがたい、苛烈《かれつ》な、人間を人間としないような扱いを、彼らにしていました。感染する怖れはないのに、強制隔離し、種を断つといったことまで行なっていました。しかも「らい予防法」なる法律をつくってまで支配しようとしました（※1996年には廃止）。1943年に、ハンセン病に効果のある「プロミン」という薬がアメリカで流通してからも、人々の偏見が解除されるには、数十年かかりました。

ある意味で「恐怖」という感情は、人間を悪魔と契約をさせるものであるということを、私たちは肝に銘じておかなければいけないと思います。

そしてその「恐怖」を、マスメディアを使って増長させようとする人々がいるということにも、注意を払わないといけないでしょう。恐怖の次にやって来る情報に、人々は洗脳されやすいことは、心理学でも証明されていることです。プロパガンダの最たる手法です。

◆2020年1月、パンデミックがはじまる

1月23日、あっという間に武漢が閉鎖されたため、私たちは急いで「感染症法」や「新型インフルエンザ基本法」の法律の建て付けの勉強をもう一度おさらいしました。あるいは、SARS（2003年）、MARS（2012年）といった過去の感染症についても振り返りました。

武漢のウイルス研究所から新型コロナウイルスが漏れたという文脈の中では、「ゲイン・オブ・ファンクション（Gain of function）」という言葉も、ネットのX上ではよく聞かれるようになりました。「機能獲得研究／実験」のことです。

ウイルスの遺伝子の機能や発現量を、実験により増強・変異させることで、感染力を増加させたりする研究ですが、新型コロナウイルスは、この実験中に作成されたものだという話です。

また、アメリカの非営利研究組織「エコヘルス・アライアンス」が「武漢ウイルス研究所」に資金援助していたことも、その後明るみになりました（※2021年6月）。米中が共同で、コロナウイルスの「機能獲得研究」を行い、新型のウイルスを開発していた可能性があるのです。

この当時の安倍政権の対応は、医療問題に決め打ちして対応しすぎていたように思います。しかしその時、心ある安全保障の専門家の方が、厚労省、あるいは国立感染症研究所中心の解決策とは、まったく別のことをおっしゃっていました。

「まだこのウイルスは、人工物であるのか、自然に発生したものであるのか、よくわからない。正体がわからないときには、幅広に危機管理をやるべきである」という考えでした。

私も同じように考えていました。むしろ安全保障の面からみれば、人工物、生物兵器である可能性さえも考えなければいけない……そんな危機感を持ちながら。

２０２０年1月末でした。あるインドの研究者による論文（※１）が発表され騒然となりました。簡単にいうと、「私たちがいま新型コロナウイルスと呼んでいるものは、不自然な遺伝子構造を持っている。ＳＡＲＳウイルスとエイズウイルスを人工的に合成したものではないか」といった衝撃的な内容でした。

※１　２０２０年1月31日、インドのデリー大学とインド理工学院に所属する研究者たちが、bioRxiv で研究論文を発表。「２０１９新型コロナウイルスの棘突起タンパク質に含まれる独特な挿入配列とエイズウイルスの HIV-1 dp120、Gag タンパク質との間で見られる奇妙な相似性」その後、論文は撤回されている。

しかし、武漢がロックダウンされ、パニックが始まったのが1月23日以降ですから、この論文はあくまで初期段階の研究、査読済みのものではなかったこともあり、専門家たちから猛烈な反発を受け、論文は取り下げられることになりました。

その後、2月に入ると、ダイヤモンド・プリンセス号（乗客船員あわせて３７１３人が搭乗）における集団感染が話題の中心になりました。

私も、医療ジャーナリストのIさんや、インフルエンザ先生、エイク・フォンテインさん（ハーバード大学の感染症の学者）といったX上の面々と、毎日のように彼らから提供される世界中の情報をやり取りしながら議論しました。

そのなかで「ワープスピード作戦（OWP：Operation Warp Speed）」という言葉も現れました。これは何かというと、「通常10年以上かかるワクチンの開発時間を1年未満に短縮する」というような、光速を超えたスピードでワクチンを開発・生産・供給を加速する計画のことです（２０２０年5月、米トランプ政権）。世界中でワクチンが待望され、ワクチンこそが救世主だと取り沙汰されていた時期でした。

のちにこの件で、井上正康先生は、「パンデミックは、WHOが世界中のすべての人々にワクチン接種を推進するための偽の口実として利用されたのだ」とおっしゃっています。つまり、ワクチン開発の時間短縮のために、新型コロナウイルスが作られた可能性まであるのです。

メッセンジャーRNA（以下、mRNA）のワクチンが、長期にわたって人体にどのような影響を与えるかという判断は、決して時間をワープさせて短縮させることはできないはずです。必ず、長期にわたる治験が必要なのだ、という主張は最初からずっとされてきました。ワクチンに対しては、安全保障的にも常に懐疑的であるべきです。

◆新型コロナに有効な「イベルメクチン」

「対応する日本発の薬はないのか」と多くの方々と議論しました。

なかでも「イベルメクチン」は、世界の複数の地域でコロナウイルス感染を根絶してきた実績があり、注目に値しました。2015年にノーベル生理学・医学賞を受賞した北里大学の大村智特別栄誉教授と米メルク社の共同研究で創製された抗寄生虫薬です。これが、新型コロナに転用できるということで、国内外で研究、治験、現場の医師の間で使用もされていました。

2021年1月、私と泉健太さん、中島克仁さん（共に立憲民主党）の3人で北里大学大村智記念研究所を訪れ、大村博士と花木秀明教授にイベルメクチンの有効性をご教授いただきました。2020年度の2月より新型コロナに特化したチームを立ち上げ研究を進めるなかで、世界各地の医師から効果が上がったという報告が届いたりもしていました。

イベルメクチンは寄生虫の駆虫薬で、発展途上国には在庫がたくさんあったようで（元々年間4億人が処方され副作用もなく安全性は証明されている）、ペルーやメキシコ、バングラディッシュ、エジプト等で、新型コロナへの有効性が確認できたデータも上がってきていました。特に、初期の治療で87％の改善、予防投与で91％の未感染といった、1

万人以上をサンプルとしたメタ解析のデータもあることも教えていただきました。イベルメクチンには、【ウイルスの複製を阻害し、炎症を抑える作用がある】ことも確認されていました。

しかし日本を含めた先進国では反対者が多く、なかなか新型コロナへの使用認可への段取りは難航しているということでした。また、治験をしっかりやるには、どうしても時間がかかるということでした。

ただ、イベルメクチンの効果をさまざまなデータで確認した私たちは、コロナ感染者を救うため、必ず国会に上げなければという思いで意気投合しました。

花木教授とのご縁はこのときからスタートしました。ほぼ私と同じ年で、そしてなんと、MRSA（メチシリン耐性黄色ブドウ球菌）のご研究をされている専門家でもいらしたのです。

MRSA感染症といえば、今から10年前、私が2014年夏に右ひざを複雑骨折して長期入院した時に、医療ミスによる院内感染（骨折を補強するプレートにMRSAが付着して感染、骨髄炎が発症）で塗炭《とたん》の苦しみを味わったので、思い入れがあります。
あのときは合計7回の手術をしましたが、右足がひどく腫れ上がり、感染して腐ってしまう怖れがあったため外から針みたいな器具を足に刺して（創外固定装置）回復を待つ、という治療をしていただきました。足が壊死し、その毒が回って命を落とすか、足を切り落とすかの選択肢しかないと言う人もいました。実際に手術チームの協議では、今度こそ、足は諦めるしかないとの提案も出たそうです。

ちなみに、そのときの佐賀の主治医が福岡麻美先生という方で、私の亡くなった妻の遠戚に当たる人でした。しかも、わが佐賀一区のライバルだった福岡資麿《たかまろ》さん（現参議院議員・自民党）のお姉さんだったのです。さすがにちょっとこれは、いろいろまずいのではは……と思いましたが、もうそれは下衆《げす》の勘繰りで、自分の弟を落選させた人間だろうがなんであろうが、本当に誠心誠意に対応していただきました。福岡先生がおられなければ、無事に生き残ることができなかったと思います。あらためて感謝申し上げたいと思います。医者の鑑《かがみ》のような方です。

◆消えた「イベルメクチン」

その後、イベルメクチンを正式に使えるようにしようということで、中島克仁さんや青柳陽一郎さんらと一緒に法案も提出し、イベルメクチンの議員連盟もつくりました。「日本版EUA法案（※2）」です。

「EUA」とは、「緊急使用許可（Emergency Use Authorization）」という意味で、イベルメクチンをはじめとした有効な新型コロナ治療薬を、いち早く使用するための緊急承認法案です。アメリカなどと違って、日本では緊急時に対応できる柔軟性をもった制度がなく、いつも0：100なので、特例対応が必要だったのです。

菅政権のときにも、イベルメクチンについては総理による答弁が残っています。「日本にとって極めて重要な治療薬と思っている」と述べられました。当時の自民党のなかでも

※2　「新型インフルエンザ等治療用特定医薬品の指定及び使用に関する特別措置法案」（通称：日本版EUA整備法案）を2021年6月8日衆議院に提出。立憲民主党と国民民主党が作成。

賛同者は少なくはなく、実際に、新型コロナ治療薬の中にも一時入っていたこともありました。

しかし結局、その翌年に発表された治験結果（※3）では、新型コロナウイルスへの有効性は確認できないという残念なものでした。

ただ、私の元へは、「イベルメクチンについては邪魔が入った、圧力がかかったのではないか」と思われる証言が、今になって耳にするところであります。

（※イベルメクチンに関するWHOの認可にまつわる裏話詳細については、第4章でお届けします）

ちなみにこの法律「日本版EUA法案」を説明している私の動画はその後、YouTubeにBANされました。国会議員が国会で出した法律を説明する、その動画さえも誤った有害情報ということで削除する。これは検閲、言論統制ではないのか？　WHOやビッグファーマがよほどイベルメクチンを使って欲しくないと考えているのか、グーグル（YouTube）においては、実質彼らの思うがままであることを証言しておきたいと思います。

◆2021年、ワクチン接種が始まる

安倍晋三さんは、ご自身も難病に苦しんでおられたことで、私が難病を患った時にも励ましの手紙をくださったり、北朝鮮の拉致議連を一緒にやったり、ロシア問題を一緒に取り組んだり、共通部分も少なくない人でありました。

しかし、第二次安倍政権の安倍さんには、かなり〝権力的〟な姿勢が見受けられました。衆議院法制局、NHK……挙げたらキリがありません。本来であれば中立であるべきものに対して、強引な支配力を及ぼしていたような傾向が強かったと思います。

※3　イベルメクチン治験結果：2022年9月、北里大学による新型コロナウイルス感染症（COVID－19）患者を対象としたイベルメクチンの臨床試験の結果については、主要評価項目においてプラセボとの統計学的有意差がなく、有効性が認められなかったことが発表された。）を2021年6月8日衆議院に提出。立憲民主党と国民民主党が作成。

しかし、安全保障、国家安全基本法、拉致問題等では活動をご一緒していましたから、安全保障の観点からも、「ウイルスが人工物である危険性を最初から排除してはいけないのではないか」ということに関しては、聞く耳を持ってくれました。また、当時官房長官だった菅さんもレスポンスの早い方なので、すぐに窓口を設けていただきました。

「厚労省だけではパンクする、危機管理のユニットが別部隊で必要ではないか」とお話に伺ったこともありましたが、安倍総理は危機管理全体を見る菅官房長官ではなく、加藤勝信功労大臣に話を繋げてしまわれました。結局はまた、砂地の中に水が染み込んでいくように、あらゆることが医療行政（医療クラスター）の闇＝ブラックボックスに吸い込まれていくように感じました。

そんななか、２０２１年2月には、ファイザー製の新型コロナワクチンが承認され、4月になると高齢者から順に接種が開始されました。〝ワープスピード計画〟の通りに、約1年で製品化されたのです。

「それほど急いで作ったものが、まともなものであるはずがない」というワクチンについての疑いが強くなっていく意見もあるなかで、逆に世間一般は、「なぜ日本はそんなに遅れたんだ！」「早くワクチンを打たせてくれ！」というムードが増幅していきました。

本章の最初に「ナイーブ＆イグノア」という心理学の話をご紹介しましたが、これも集団心理の変化です。最初は「警戒して慎重にやるべき」と言っていたのに、いよいよ新型コロナ感染の恐怖に我慢できず、「遅いではないか、足りないではないか、なぜちゃんと国はやらないんだ！」という攻撃的心理に変化し、ワクチンに飛びついていったように思います。

「遺伝子に様々なことを働きかけるワクチン？　そんなものが簡単につくれるの？　契約書は？　データは？」本当に感染予防効果があるのなら、どういう仕組みなのか、誰の目から見てもはっきりしているはずですが、誰にもわからない代物なのです。イベルメクチンとは比べ物にならないほどに、安全性が確認できないものでした。

それまでの常識では、いわゆるコロナウイルスは変異が速すぎて、ワクチンは到底作ることができないというものでした。仮に1種類のウイルスに対応するワクチンが成立したとしても、変異されてしまっては追いつかないというわけです。でも今回のは違う、アルファ、デルタ、オミクロン……と次々起こる変異にも対応できる、という触れ込みでした。

◆コロナウイルスは人為的に作られてきた歴史がある

アメリカの非営利ジャーナリズム組織「プロジェクト・ヴェリタス」によれば、まさに、「変異した新型コロナウイルスは、《ゲイン・オブ・ファンクション／機能獲得研究》でつくられたものだった」という告発をしています。発表された、ファイザー社の研究開発ディレクターが内部告発した動画は、Xで一千万回以上再生され、世界中に拡散されました（ＹｏｕＴｕｂｅは即ＢＡＮ）。

つまり、ウイルスが世に出現してからワクチンを開発していては間に合わないため（競合にも負けてしまう）、製薬会社は事前に変異したウイルスを創作し、それに対応するワクチンをあらかじめ用意しておくことを、実際に行なっていることが判明したのです。

ちなみにそのやり方は「猿にウイルスを入れて、連続して互いに感染させ続け、そこから連続的にサンプルを採取する」のだとか。その実験の最中に、研究所から漏れてしまった可能性が高いと結論づけています。

そして、決定的に大勢の人々がおかしいと思い始めた2023年5月3日には、「International Covid Summit III（インターナショナル・コビッド・サミット3）」という会合が、EU議会の有志議員の主催でブリュッセルにて開かれました。

そこで印象的だった、デイビッド・マーティン博士の講演「新型コロナウイルス開発の1965年からの驚愕の歴史」の動画は、その後世界で2千万回近く再生され話題となりました。

内容を簡単にご紹介しましょう。

・1965年に初めて発見されたコロナウイルスは、翌年には人為的に複製され、その後人体や動物に移植実験をするなど、米英の間で長い時間をかけて研究がされてきた。

・ファイザー社は、1990年にコロナウイルス用の最初のスパイク蛋白質ワクチンを開発した（最近見つかったようなものではない）。

・コロナウイルスの一種であるSARSも、自然発生したものではなく、人為的に開発され、2002年に米国で特許が出願されたものであり（※SARSの流行は2003年）、まさに犯罪、生物兵器、生物化学戦争行為である。

・これからの私たちの仕事は、《機能獲得研究》を止めること、自然を兵器化することを止めること。

・そして最も重要なことは、企業が私利私欲のために科学を後押しすることをやめさせることである。

サミットの中継は全部で8時間ぐらいありました。私は、自分の体に入ったファイザー社のワクチンと、がん化した細胞のことを思いながら、ずっと映像を見ていました。

そして、「やっぱりそうだったんだ」という思いを強くしました。

100

◆プランデミック……結論

「新型コロナウイルスのパンデミックは、人為的に計画され、作られたものだ。」こう言うと荒唐無稽な陰謀論のように思えますが、上記の仮定を反証するデータを寡聞《かぶん》にして私は知りません。

そして、欧州議会の議員たちは「新型コロナウイルス（SARS、MARS含む）は、自然発生したものではなく、製薬会社とグローバリストの複合体（＝ディープステート）が、ワクチンと呼ばれているもので自分たちに膨大な利益を得るために、人工的に作られたものである。」このように疑っていることを世界に告げました。

新型コロナが発生してから数年が経とうとするなかで、世界中のあらゆる情報を見聞きして、議論してきた末の結論だというのです。

自然は自然のまま、科学は科学のままであるべきであり、国家や企業が自らの利益のために、現実をねじ曲げてはなりません。強欲な人間の都合にあわせて、ものごとは進まないのです。

これまでの人類の歴史を見てもわかるように、一部の人間が偽の科学に溺れ、自然や人類を支配しようとする愚かさから、私たちの未来の可能性を奪ってきました。平和の可能性を奪ってきました。

私たちは何を大切にして、何を守るべきなのか。

これから新しい時代を作っていくなかで、一人ひとりが考えていくべき大事な問題です。

そして国家のリーダーが真っ先に取り組むべき課題です。

わが国日本が、どこかの国や組織の傀儡《かいらい》（＝いいなり）であっていいはずがありません。

第4章

ワクチン後遺症の実態と回復

～南出賢一 泉大津市長によるレポート～

◆南出賢一市長との出会い

南出賢一市長（大阪府泉大津市）（※1）のことは、地方自治、地域主権改革を志してきた仲間として、南出さんが市議会議員をされていた頃よりよく存じ上げていました。

私が、悪性リンパ腫を公表したとき、いろいろな方々が助けてくださったなかで、参政党の神谷宗幣さんから南出市長をご紹介いただきました。南出さんは自治体の長として、ワクチン接種の後遺症や回復プログラムなどを含めた医療の現場のことを熟知されていたためです。

早速、お互い情報交換しましょうということで、2023年6月1日に初めてZoomで対談をしました。実際に市でどのような対応をしているのか、市民や患者さんからどんな声が上がっているのか等、貴重なお話をいただけたことで、2023年6月13日、国会での総理質問に繋げられたのです。

本書の読者の皆さまにも、南出市長による〝現場からのワクチン被害レポート〟をお伝えしたい、共有したいと思いますので、ここに掲載させていただきます。

なお、対談の動画は結局、ＹｏｕＴｕｂｅではＢＡＮされる危険があり、ニコニコ動画は例のサイバー攻撃によりクラッシュしてしまったため困っていたところ、キノシタ薬品さんによりＸに字幕入りでアップされたものが残されており、大変に助かりました。この場を借りて御礼申し上げます。

◆ワクチン被害と後遺症の実態

《南出賢一×原口一博 対談》（2023年6月1日）より

南出　最初にワクチンの接種が始まったときは、誰もがそうだったとも思いますが、わからないことだらけでした。それで、市が配布するワクチンクーポンに同封する形で、「市

※1　南出賢一（みなみで けんいち）……大阪府泉大津市市長。１９７９年泉大津市生まれ。２００７年泉大津市議会議員に初当選。計3期務める。２０１6年12月泉大津市長選に当選。２０２4年8月時点、現職。こどもコロナプラットフォーム代表。ＷＣＨ－Ｊアドバイザー。

長メッセージ」というのを必ずつけさせていただきました。

その内容は、「これは人類が初めて投与する遺伝子型ワクチンです」「中長期的な人体への影響については明らかになっていません」「あくまでも重症化予防が期待できるものです」といったものです。わりとはっきりと書かせていただきました。

私は、厚生科学審議会で出てくる資料を必ず毎回読んでいました。すると接種数が増えるにつれて、死亡者や重篤《じゅうとく》の副反応、症例、症状が出てきていました。それらを見ながら、「これはちょっとおかしいぞ」と思い始めました。ですから市民の皆さんへも、年代別の接種回数、重篤副反応例、そして死亡事例、それらを報告としてまとめて、都度わかっていることはすべてお伝えをするという姿勢でいました。

実は最初に市長メッセージを送付したときには、当時の医師会の会長が市役所に怒鳴り込んできて「こんなん書いたら困るで！」と言われました。しかしながら私は「でも事実です」「事実はちゃんと伝えないとおかしなことになりますから」と、丁重に突っぱねさせていただきました（笑）。

原口　そんなことがあったのですね。そこまで市民に向き合える首長さんは、なかなかいないと思います。素晴らしいことです。コロナ後遺症が取り沙汰されるなか、ワクチン後遺症までケアすることは難しかったのではとも思うのですが、実際のワクチン被害はどんな感じだったのですか？

南出　10代の若者からありました。例えば、将来プロに行くだろうと嘱望《しょくぼう》されていた、野球少年の例です。1回接種後、頭痛、発熱、激しい倦怠感のため、学校にまったく行けなくなりました。起き上がれないというのです。お医者さんに「運動したら治るのではないか」と言われ、無理やり動かしたら体がクラッシュしてさらに悪化してしまいました。そこからアレルギーのアトピー症状が出て、夜になるとかゆみが治まらなくなり、死にたいと泣き叫ぶぐらいだったそうです。

いろいろな医者に行ったようですが結局駄目で、私のところに相談が来ました。それで泉大津市で独自に行っている「後遺症改善プログラム（※2）」でサポートをしたところ

※2「後遺症改善プログラム」……泉大津市が考案した、代替療法などで自己治癒力を高めるためのプログラム。統合医療の専門医立ち合いの下、ヨーガ呼吸法、整体コンディショニング、高濃度水素吸入、栄養指導など、自己治癒力を高めるためのプログラムを実施し、自律神経を整え、新型コロナやワクチン後遺症の症状を緩和、改善に向けてサポートする。

ろ、何とか学校には行けるようになりました。ただ、ちょっと負荷がかかると体力が落ちてしまうそうで、自己免疫疾患というか、免疫系がバランスを崩してしまったようにも思います。

また別のケースでは、スポーツを熱心にやっていた兄弟が2人とも後遺症に苦しんでいたこともありました。頭痛、息苦しさ、胸痛、倦怠感、これらがなかなか取れずに、2人とも運動ができなくなりました。「後遺症改善プログラム」を行なったところ、日常生活まではできるようになりました。

原口　「重度の倦怠感」「頭痛」は共通するところですね。

南出　倦怠感、疲労感、集中力低下、思考力低下、記憶力低下……いろいろあります。数日間歩行障害が続き、月経が止まってしまった女の子や、全身の毛が全部抜けてしまった女の子などもいました。コロナではなく、ワクチン接種をやってからですからね。見ていられないです。

原口　私も抗がん剤で髪が抜け落ちましたが、女の子で髪が抜けるのは、本当に辛いでしょう。

南出　月経異常は実際多いです。特に子どもは「なんかおかしい」とか、あえて口に出して言わない子も多いですから、わかっていない症状も多いです。

原口　なかなか、発達段階だとわからないこともあるでしょうね。

南出　かなり調査をしっかりやったらもっと出てくると思います。親も「様子見とこか」で終わっているパターンも多いでしょう。

原口　20代はいかがですか？

南出　サラリーマンでバリバリ働いていた男性がいました。同じように、倦怠感、疲労感、思考力低下、そういった症状に悩まされていて、「ブレインフォグ（※3）」も伴っていました。脳内にモヤがかかっているような状態のことで、話が入ってこない、文字が入ってこない、集中ができない。

原口　脳の霧、ですね。

南出　実は私、3つの観点から後遺症を見ています。

※3　ブレインフォグ……新型コロナウイルスの後遺症で確認されている症状のひとつで、まるで頭の中に霧（フォグ）がかかったようにぼんやりして物事が思い出せない状態を指した症状。集中力や記憶力や判断力が低下している状態。ワクチン接種後遺症でも確認されている。

（1）コロナ後遺症
（2）ワクチン後遺症
（3）接種後感染 後遺症

（3）は、ワクチンを接種したけれど、新型コロナに感染して後遺症になったというパターンです。（1）の通常のコロナ後遺症は、何十人とサポートをしていますけど、最も治り具合は良いです。

原口 ワクチンを打っていない人のほうが、治りが良いのですね。

南出 我々のチームでは、医者が治せなかった後遺症を何人も治しています。ただ、ワクチン後遺症と接種後感染後遺症に関しては、良くなる方もいれば、一見良くなっても、負荷をかけると、再びズドンと落ちるようなことがあって。恐らくはやはり、免疫系がちょっと壊れているのでは、と思うこともあります。

原口 なるほど。

南出 「異物混入ワクチン」の事例もひどかったです。実は、異物が混入されているワクチンが複数の接種施設より報告・回収されているのですが、それを打った30代の女性は、

7回救急車で運ばれています。動悸、息切れ、頭痛、倦怠感、いろいろなものが重なって、道で倒れそうになったりもしていました。でも、検査をしてもなんの異常も出ないんですよ。おかしな話です。

それでだいたいが、たらい回しにされます。大阪府に連絡してもたらい回し、厚労省にかけてもたらい回しの繰り返しで、どこも真面目に診ようとしない。

原口　まったく、ひどい話です。

南出　私のいとこ（30代）も被害に遭いました。2回目の接種をした日に、痙攣《けいれん》を起こして泡を吹いて、心筋炎で死にかけました。

また、泉大津市の福祉施設で働く元気な30代前半の男性は、接種後体調を崩しＩＣＵに入りました。目が覚めた時には視界が真っ暗で、両目の視野を失いました。小学生の子供が2人いる方ですが、会社も自己都合退職に追いやられています。

1回接種後、1年間寝たきりになった人もいます。体育の女性教師で体力のある方です。他市の方でしたがサポートに行き、日常生活ができるぐらいまで回復しました。ただ、1日頑張ったら2日寝込む、という繰り返しです。

原口　その方々のことを思うと、胸が痛くなります。やはり病院では対応できなかったのですか？

南出　接種後、左半身がしびれだした方が、お医者さんに相談したら「気のせいや」と言われて、2回目を接種したらさらにひどくなったことがありました。再び病院へ行き、診断書を書いてほしいと言ったところ、逆ギレされたと言うのです。正直、こういう話は多いです。「気のせい」とか、「ワクチンは関係ない」とか。

原口　お医者さんも、情報弱者といいますか。狭い世界に生きていますから。

南出　はい。大変リテラシーが低いといわざるをえません。多くの医者は新しい情報を取っていないでしょう。私も定期的に医師会会長や役員の方々とも話します。副反応の状況、ワクチンの種類、ワクチン接種にまつわる数字、最新の状況が逐次変わってきていることなどもその時に話しますが、一切勉強されていなかった。だから指摘するのです。おかしいでしょうと。

それに私は「ワクチン接種委託料」の最終決裁権者ですので、どこのクリニックにいくらのワクチン接種のお金が入っているかを毎月見ているわけです。これ、凄い金額です。

原口　ワクチン打って儲けているけど、何も考えていない。ただ、打っているだけ。

南出　ワクチン接種は、やればやるほどお金は入りますよね。そんななかで、体調を崩した人がいる。その人をまともに診ずに、お金だけもらって突っぱねているお医者さんもなかにはいるのです。悲しいですが事実です。そういう医者に当たってしまった人が我々の「後遺症改善プログラム」に来るのです。

原口　たらい回しにされたあげくに……。

南出　この「後遺症改善プログラム」チームは、志のある、本当に様々なお医者さんや専門家で支えられています。それにすべて手弁当です。困った人がいたら救ってほしい、救いたいという思いで成り立っています。

ワクチン健康被害に関しても、書いて残すことなども含めて、今では医師会にも協力をいただいています。国の「予防接種健康被害救済制度」がありますが、国で受理されるまでの間にかかった治療費の4分の3は、泉大津市が支援しています。そんな制度設計もしています。

◆ワクチン接種と死亡例

原口　死亡例はいかがですか？

南出　突然死が多いです。「多いな」という肌感覚は現場のスタッフにもあります。全国的にも泉大津市も、超過死亡の数は多くなっています。亡くなった方の接種歴、最後に打ったのは何月何日で何回目か、死因、生年月日、それらのデータはいま蓄積している最中ですが、「やはりちょっとこれ異常ですね」というようなことを、医師たちが言い出しています。

接種回数と死亡がどのように関係してくるかというデータをうちの職員が作ったのですが、ぴったり相関しているのです。接種が4回目、5回目になってくると完璧に相関していました。接種のあとに死亡の波が来る……。

原口　まさにこれは、命を守るものではなく、命を蝕《むしば》むものですね。

南出　危ないです。打てば打つだけマイナスになります。

ちなみに先日、河野太郎デジタル大臣（元ワクチン接種推進担当大臣）のことをXで

「当時、最も影響力のあった河野大臣の発言を野放しにした政府、自民党、公明党、国会は、ワクチン接種後死亡やワクチン後遺症に対して真摯に対応してほしい」とつぶやいたら、ブロックされてしまいました。

原口　え！　ブロックされたんですか。

南出　現場では被害がすごいので、真摯に向き合っていただきたいということを書いただけで、ブロックされましたね。

原口　了見が狭いですねぇ。

南出　「命を守る」と言うのなら、ちゃんと検証をしてください、と言いたいのです。「隠れコロナ死」だというのなら、「ワクチン、効いていないのですか?」という話もあります。この辺は国を挙げてきちんと検証をしてほしいです。

原口　「隠れコロナ死」は、ワクチンによる影響が非常に強いといわれています。

南出　なお、ワクチン被害の、後遺症認定者数、死亡認定者数の受理件数がどんどん増えており、対応が追いつかない状況です。

原口　ワクチンの影響が収束するのに、10年はかかるともいわれています。法改正も必要です。新聞、テレビといったマスメディアは、副反応の実態をまともに伝えようとしません。

◆新型コロナの飲み薬「モルヌピラビル」の怪しさ

南出　赤いカプセルで有名な、米メルクが開発した新型コロナウイルスの飲み薬「モルヌピラビル」があります。2021年12月24日に日本でも特例承認された薬です。

これは途中経過の数字ですが、20万1710人に投与して、副反応報告が3584件、重篤副反応が449件、死亡が3件です。厚生労働省、厚生科学審議会が出している数字ですが、普通に考えたら完全にアウトです。

原口　ちょっと異常です。しかも特例承認。

南出　ちなみにこの薬、5日間服用するとして、だいたい約9万4000円ぐらいです。

原口　高い！　それで効かないどころか副反応まであっては、リスクしかない。

南出　かたや、100点じゃなくても漢方は使えるという話は、私も早い段階から聞いていました。中国では、新型コロナウイルスに対する国家ガイドラインとして、現代医療に関する治療と、伝統医療に関する治療を発表していたので、それらを全部読み込みました。すると、清肺排毒湯《せいはいはいどくとう》が代表的で、柴葛解肌湯《さいかつげきとう》、葛根湯《かっこんとう》、小柴胡湯《しょうさいことう》、桔梗石膏《ききょうせっこう》、これらが使えるということは、比較的初期の段階でわかっていました。

このことは、中医学や伝統医学のお医者さんで勉強をされている方も、早い段階から情報を得ていました。実は泉大津市でも、市民にはコロナと漢方のオンライン講座を開催したり、漢方のドクターを繋いで、無料のオンライン診断に切り替えていただいたり、漢方という選択肢が市民に届くような仕組み作りを進めていました。

原口　良い試みですね。

南出　すると、柴葛解肌湯の薬価を見て、わかるわけですよ。5日間使っても1000円程度ということに。

原口　副反応が怖ろしい薬と比べて、何がどれだけ違うのか。

南出　要するにこれは、ビジネスでしかないと思ったわけです。だから私が、ずっと一貫して言っていることは、「これしかない、ワクチンしかない」と声高に言って脅したり、

「選択肢はこれしかない」と思考を限定するような言い方は、政治家や医者にとって、「私は無能です」と言っているのと一緒だ、ということです。

原口　または隠された意図や本音があるということですね。

南出　医者や政治家にとって大事なことは、場面場面によって選択肢をつくっていくこと。その選択肢の数だけある知識や情報こそが、安心感を生み、本当に豊かさとなるのではないでしょうか。

しかしことコロナ問題に関しては、これまで選択肢をつくることさえも、ことごとく潰されていきました。「イベルメクチン」にしても何にしても、そこに利権がないと何も形にならない。

原口　イベルメクチンも特例承認できるよう、私たちは政府に相当働きかけました。イベルメクチンを推進する人を陰謀論者扱いする者まで現れました。あれも相当不自然でしたから、隠された意図があったのでしょう。

◆「イベルメクチン」の真相

南出　実はその件では、私もちょっと裏話を聞いています。WHOがああいった薬の認可をする場合、コンサルティングを担当する専門家に委託をするのだそうです。イベルメクチンについて4人の専門家が協議したところ、結果的に4人とも「イベルメクチンはコロナ患者を救う」という結論になったらしいのです。ただ、一度はそうなったのですが、その中のひとりが裏切って「時期尚早だ、効果はまだわからない」といった内容の論文を書き、それをWHOが採択をしました。

原口　賄賂《わいろ》的なものがあったのでは、と聞いたことがあります。

南出　所属している大学に何千万ドルという大金が振り込まれたという話があります。4人の専門家のうちの1人が、日本のWCH代表の柳澤厚生先生にこの出来事の顚末を話されています。私も直接聞いていますから、信ぴょう性は高いです。

原口　怖ろしいことですね。私もある厚労省関係の人物に「なぜイベルメクチンの認可が通らないんだ」とオフレコで聞いたら「邪魔する者がいる」ということでした。

南出　いやぁ……植民地ですね。

原口　奴隷です。日本国民がモルモットにされています。

南出　厚労省の所管である「ＰＭＤＡ（独立行政法人 医薬品医療機器総合機構）」があります。医薬品の副作用などによる健康被害救済業務をはじめ、医薬品の安全対策を管理する団体ですが、収入の約８割が製薬会社という組織なんですよね。

原口　ガバナンス（統治・管理）が効くはずがない。

南出　先日も、大手の製薬会社の方とお話ししていたのですが、やはり日本の薬は、いちゃもんがつけられやすいようです。

原口　ひどいですね。自主性がまったくない。

◆ワクチンを打ってわかってきたこと

南出　時間経過とともに、はっきりわかってきたことは、やはり接種回数を増やしていくと、免疫が疲労し、「免疫寛容」といわれる現象（※体内に入ってきた異物を排除するのではなく受け入れてしまうこと）が起きているように思います。

原口　「抗原原罪（※4）」という現象もよくいわれていますね。

南出　そうです。ワクチンを繰り返し打つと、ＩｇＧ４抗体ができて炎症反応を起こさなくなり、ウイルスが入って来ても拒否せず受け入れてしまうようになります。すると、全身を駆け巡って滞留してしまうのです。

副反応の種類も異常な多さで、なかでも、血管障害、心筋炎、心膜炎、月経異常は特に多いです。２０２２年の8月以降、世界各国は追加接種をやっていないのに、日本だけはなぜか続けていました。

原口　私がワクチンを打ったのも、２０２２年の10月です。あのときのオミクロン株対応のワクチンでやられたと思っています。まさに、ファイザーが《機能獲得実験》であらかじめ作ったものですよね？

打った後は、まず足が動きにくくなり、そして飛蚊症《ひぶんしょう》のような症状も出て、その後に

※4　抗原原罪……従来株のウイルスに対して免疫が獲得された後に、変異株のウイルスに感染した場合に、従来株に対する免疫が、変異株に対する新たな免疫の誘導を邪魔する現象のこと。

悪性リンパ腫を発症しました（※ことの詳細は第2章にて述べています）。

しかし逆に言うと、私の体の中にはがん細胞があるから、それを自在に検査もできる。ワクチンを3回打ち、悪性リンパ腫の患者である国会議員というのも、そうそういません。3つのある意味の幸運が重なった、たまたま神様がそれを与えてくれた、と考えています。

南出　ポジティブですね。先生はミッション（使命）を背負っている。

原口　決して、絶望ではない。私と同じような目に遭っている人のためにも、伝えておくべきことがたくさんあります。

自分ががんであることを情報発信したら、世界中のドクターから最先端のがん治療法も教えていただきました。だから思うのです。神様が、私にそうしろとおっしゃっておられるのではないかと。

本当に世界中からメッセージをいただいています。逆に指摘もされました。「日本のがん治療は選択肢が無く、個人にパーソナライズされていないのではないか」と。「そのやり方は結構古いですよ」とも。だから、コロナの問題だけでなく、がん患者の未来が明るくなるようなことも、私には託されているのだなと感じています。生かされていますね。

南出　今のお話、感動しました。先生はそういう役割を担われたのだと思いました。
原口　私が担ったわけではなく、担わせていただいたんですけどね。
南出　人にはそれぞれ役割がある。私もそう思って日々発信しています。

◆無知な医者、人の心がない政治家

原口　南出市長もおっしゃっているように、まず医者がよくわかっていない。
南出　勉強をしていません。若い頃は勉強していたのでしょうが、多くの人が止まっています。本当に人の心を持っている医者の方は、ごめんなさいと言いつつ、ちゃんと方針を変えていますね。
　今の政治にも同じことがいえます。つまり人の心がないのです。過ちに気がついたら、途中で勇気を出して、声を上げて方向を変えるというのは、政治家がやらなければいけないことだと思います。
原口　そうです。悪魔に魂を売ったり、無気力な奴隷でいる必要はもうありません。奴隷体質から抜けられずに、しょうがなくやっている者もいるのではないでしょうか。

南出　人の道だと思います。本当に。ちゃんと勉強すれば、わかってきたこともあるのですから、もっと情報収集するべきだと思います。

原口　先ほど「ブレインフォグ」とおっしゃいましたが、私は神経心理学を勉強していたことがあり、脳という場所には薬が入ってこないことを知っています。なぜなら脳には「血液脳関門」というバリア構造があって、病原体や有害物質の侵入を阻止する仕組みがあるのです。つまりどういうことかといえば、「ワクチンが打たれた状態になると、その関門が突破されやすくなる」ということも考えられるのではないでしょうか。

新型コロナの後遺症の症状に、集中力や記憶力の低下とありますが、脳の中までウイルスが入り込んでいる可能性もありますよね。認知症、アルツハイマーの症例もよく聞く話です。

南出　怖いですよね。もし本当に、ウイルスが血液脳関門を通って脳内に潜伏していたとしたら、いつ、どんなタイミングで発現するかもわからないような状態……世界でも大問題となっている、体に組み込まれて発現をし続ける体になってしまうことも、まったくないとは言い切れません。

原口　コンピューターウイルスでいうところの、ステルス型トロイの木馬ウイルスのような形で、じっと潜伏し、忘れた頃に発現するという、そんな危険性さえも感じます。

南出　本当に怖ろしいです。

原口　私のまわりで多いのが、ついこないだまで元気だったのに、いきなり糖尿病みたいな状態となり、一気に10歳も20歳も老化したような仲間もいました。ワクチンを打つまではもう体力の象徴だったような人が、本当にいきなりズドンと落ちる。これも副反応の危険事項だなと思いますね。

◆メディアによる情報統制に対抗するために

原口　新型コロナとワクチンの問題では、ＹｏｕＴｕｂｅでさんざんＢＡＮされました。本当に、グーグルなどのビッグテックによる情報統制も怖ろしいことです。

南出　まさにネットでもマスメディアでも、情報統制が行われています。メディアは人々をコントロールできるんだなと、つくづく思います。こうやって少しずつ実証実験をしているんでしょうね。次もまた来ますよ。緊急事態条項、食糧問題……など、これからの情報コントロールの流れが見えます。

原口　ただ私が、ひとつだけ希望を持っているのが、世界中でこういった問題にNOと言っている、真実を愛している人たち、本当に自由を愛している人たちが、逆に力を持ってきていることです。

南出　はい。日本でもそうです。最初は5%ぐらいだったのが、20%ぐらいまではこのおかしさに気づき出した方も増えているのではないでしょうか。

実は泉大津では今、給食で味噌など、一部の食材をオーガニックにしたり、無農薬や減農薬の特別栽培のお米を使用しています。しかも栄養価の高い金芽米《きんめまい》加工（通常の白米では取り除かれてしまう「亜糊粉層《あこふんそう》」の部分を残した無洗米）もしています。市内の妊婦さんには「マタニティ応援プロジェクト」と題して、妊娠届を出した時期から出産月まで毎月10kgの金芽米を無償で送っています。

子どもから大人まで、「良い食材を食べることでもっと健康になれるんだ」ということを、官民連携で行なっています。実はこういった市の姿勢に対して評価し、移り住んでくる人も増えています。市がどういう考えや姿勢で行政をしているかを、ちゃんと見て、気づいて、考えて、選ぶ時代になってきていますので、たとえ世の中がおかしな方向に行ったとしても、市民の皆さんにとっての〝希望の道筋〟を泉大津ではつくりたいという思いで、ずっと一貫してやっているのです。

原口　私たちが民主党で政権をとったときに、一生懸命やろうとしたのがまさにそれです。私が総務大臣の時（2009～2010年）に「地域主権改革」と「緑の分権改革」という名前で打ち出しました。民主党って、正直、成果を上げたイメージが薄いとも思いますが、例えば旧民主党の首長のところ、埼玉の上田清司元知事（※現参議院議員／国民民主党）の実績を見てください。埼玉を見たら、私たちがやりたい地方主権のモデルがありますよ。

今、南出市長がおっしゃったように「泉大津を見てください。ここにモデルがあります」と言えることは、本当に素晴らしいと思います。人間、可視化されたものに対しては、すごく真面目に学びます。見えないものを実績と言われても「なんだそれ」ということになり、人々の記憶に残りませんからね。

◆泉大津市の「コロナ後遺症改善プログラム」

南出 「健康」に関しても「見える化」をやり出しています。今の医療制度は、病気を見つけるための診断とか、その後の治療に関しては保険適用がありますが、「予防」や「未病」などの病気にならないための対策、「健康増進」に対してはまったくサポートがないですよね。

例えば、血液や尿をとったら、その人の自律神経を見える化したり、ビタミンの栄養状態、ミネラルの過不足、サビ体質なのか還元の体質なのかの抗酸化チェック、それらが全部チャートで出る、そんなことがもっとできたらと思っています。日々その人がどういう病気になりやすく、どんな食生活を心がけたら良いのか、個別具体にわかりますよね。

また一例ですが、泉大津市の「コロナ後遺症改善プログラム」でも使っていますが、「水素」なども大変抗酸化力が高く、血行や血流も良くなることが確認できています。そういうものを日頃から誰もが気軽に使うことができるようにする計画もあります。

医療に関しては、予防期、回復期、コロナでいったら後遺症。実は現代医学ではまったく通用しない分野です。そういう手の届かないところを漢方などの伝統医学、栄養医学、運動療法、コンディショニングなどを活用し、幅広い選択肢を行政が率先してつくっていくということを、実は少しずつですけど動いています。

原口　私のところにも、水素と高濃度ビタミンCの合わせ技が良いというアドバイスが届いたところです。

南出　水素は摂ったほうが良いと思いますね。武漢型の時にも、中国の国家ガイドラインで、「酸水素ガス吸入（※5）」が対策のひとつに出ています。我々も早い段階から、後遺症の対策で水素を使おうということになりました。

原口　これまで一回だけ水素を吸いましたが、滅茶苦茶眠れるようになりました。抗がん

※5　酸水素ガス吸入療法……水素（H2）ガスを酸素とともに吸引により体内に取り込む治療法。活性酸素を除去し、酸化ストレスを軽減する。例えば、がんの進行抑制、がん治療による副作用の軽減、がんになりにくい体質を目指す際にも使用されている。

剤をやると眠れなくなることもあるので、必ずまた役に立つときがあると言われました。

南出　原口先生、今度、泉大津の「後遺症改善プログラム」に来られませんか。ひとりあたり4時間かけてじっくりやるので、日に6人程度しかできませんが。

原口　ぜひ、絶対行きます！

南出　先日いらっしゃった、50代前半の会社経営者の男性で、ワクチンを打ってコロナにかかって重症化した方の場合は、肺の機能が落ちて、医者にいろいろな治療をされ、ステロイドを打ったりももちろんしましたが、糖尿病を発症してしまったそうです。

原口　私の友人と同じだ。カリニ肺炎にもなったと言っていました。

南出　おかしな治療をされて、糖尿病になって、結局肺の機能が3割、2割あたりまで落ちて、お医者さんに、もう現状維持ができないとまで言われてしまったわけです。

原口　可哀想なことですね。

南出　人生諦めていたところに、泉大津の「後遺症改善プログラム」を藁《わら》にもすがるような思いで受けに来られました。

その際は、水素をはじめとした体のデトックスや、コンディショニングをやります。

コンディショニングとは、体が本来あるべき正しい姿、正しい動きになるように調整することです。例えば今回のコロナ、隔離生活をされていて自律神経がおかしくなった方も多いのですが、そういう人のほとんどは、呼吸がしっかりできない体になってしまっています。

原口　呼吸が浅いわけですね。

南出　そうです。腹式呼吸をしろと言っても出来ない体になっています。コロナだけじゃありません。現代人はストレス社会といわれていますが、イコール呼吸がしっかりできていないということなんです。

原口　なるほど。

南出　ちゃんと呼吸ができる体は、横隔膜が正常に動き、丹田に力も入り、体の軸が安定します。現代人は呼吸が浅く、体がぐらぐらの状態で動作をしているのですね。

原口　呼吸が弱いと、自律神経も弱ってくる。

南出　「後遺症改善プログラム」では、そんな体の本来の動きを理解して誘導できるトレーナーに、だいたい、30分から1時間で体をつくりなおす施術をします。すると、何が起こるかというと、横隔膜が動くようになるんです。百発百中で皆さん「呼吸ができます！　息が入るようになりました」とおっしゃいます。

その男性は元々体がカチカチに固まっていて、寝るときなども、頭とお尻でブリッジの体勢で寝るような感じで辛かったそうです。それが施術後は、ペタッと背中がついて、息もスムーズにできるようになったそうです。その後は、医学的なヨーガをやっていただきました。

原口　今度はヨーガですか。

南出　はい。インドの伝統医学であるアーユルヴェーダを本格的に学ばれ実践されている先生に毎月来ていただき、指導いただくのですね。皆さんだいたいやりながらバタバタ寝ます（笑）。自律神経が軽くなって、体がリラックスして整いやすくなるんでしょうね。すると、自分の治す力がグッと上がるのです。

原口　自然治癒力が高まる。

南出　その方、肺がもう駄目なんじゃないかと言われていたのが、後日お会いしたら元の生活ができるようになっていて、表情も明るくなって、最初に会った時とはほとんど別人のようでした。

原口　良かったですねぇ！

南出　そういうことが多くて、改善すると私たちも嬉しいわけです。本来、人は自然界の一部、重力のなかで生きています。体の動き、腸内環境や栄養状態や血管血流の状態、酸化度も含めて、できるだけ体をリセットして、ニュートラルな状態に持っていくというプログラムを、4時間かけて行なっています。すると、後遺症も良い方向に傾きやすい。そんなことをやりながら、体のベース（基礎、土台）を向上させることをサポートしています。ベースを上げたらおそらくもっと、現代医療も生きるはずです。痩せた土に種をまいても、育たないのです。

◆これからの医療に必要なのは「選択肢の多さ」

原口　現代の西洋医療だけでは、人の健康をフォローできませんね。

南出　まさにその通りで、組み合わせだと思います。西洋医療、東洋医療、自然医療、いろいろありますが、本来の体の動きを取り戻すためのコンディショニングは、ひとつの医療ではできません。しかし、日本人の良いところは「ええとこ取り」です。そういう医療ももっとやるべきです。歴史的に見ても、元々日本はそういう良い部分を吸収する文化ですよね。

原口　組み合わせで新しい可能性が見える。希望が湧いてきますね。

南出　ちなみに、泉大津のプログラムは、私自身がかき集めてきて、これとこれを組み合わせたらいいのではないか、というのをプランして、実際は先生方が掛け算をしていただいている感じですね。

原口　掛け算は良いですね。それをすぐ割り算にしちゃうから、粉々になって続かない。

南出　体に対する「謙虚さ」でしょうか。やはり人体は複雑なので、わかっているようでわからないことだらけです。エビデンスも大事ですが、エビデンスよりも事実を大事にするということもやらないと、選択肢が広がりません。

原口　選択肢の多さは、ひとつの武器となりえますね。人はそれぞれ千差万別、体の歪み具合や体質も違うでしょう。人それぞれにあらかじめ選択肢を用意する、準備するという体制づくりは非常に大事だと思います。これぞ多様性ですね。

南出　まさにそれがしたいと思っています。日本の、世界の、これからの社会の本当の意味での、人の幸福や健康を追求するための大事な道だと思います。

先ほど原口先生から、病気になられて気づきがあったというお話もありましたが、WHOの対抗組織であるWCHも、世界中で立ち上がり出していて、私も賛同しています。これからは、彼らの標語である「より良い方法 - Better Way -」があるということです。これからは、やはりその方向ですよね。

原口　グローバリストたちによる世界均一な考え方、国連がすべてという考え方、WHOがすべてという考え方は、もう前の時代のものとなるでしょう。私は毎日のように、アメリカの友達とメッセージのやりとりをしていますが、彼ら曰く「建国の理念を改めて読んだけど、今のアメリカと全然違う！」と気づいたりしています。

南出　まずは気づいた人から、頑張っていかないといけませんね。

◆政治家は真摯に向き合ってほしい

南出　最後にひと言、訴えさせていただいてもよろしいですか（笑）。

原口　どうぞ、ぜひ（笑）。

南出　国民の皆さんはあまりご存じではないと思いますが、東日本大震災の復興予算が10年で32兆円のところ、新型コロナ関連予算はたった3年で104兆円なんです。経済壊して、死亡者数は滅茶苦茶増えて、日本の状況はますます悪くなっています。

一部の病院や関連企業は儲かったのかもしれませんが、子供にも被害がいきまくっています。だからどうにか、検証していただきたいのです。

原口　やりましょう。

南出　国と製薬会社の契約内容の開示に関しても、ぜひお願いしたいです。ワクチンの成分すら調べられないとか、契約内容を厚労省もわかっていないとか、なぜ1億2000万人の国民に対し、8億8千万回以上分の契約をしていたのかとか（※6）。誰のための政治なんだと。本当に出鱈目と思います。

東日本大地震の復興予算
10年で32兆円
新型コロナ関連予算
3年で104兆円

原口　6月12日の国会の答弁で岸田首相に、「総理はご覧になっていますよね？」と確認してきます。

南出　国民の皆さんにも事実を知っていただき、また、お金の流れを見れば、おかしなことに気づきますよね。この莫大なコロナ予算は、国民に負担を強いた分、絶対あとで跳ね返ってきます。

原口　そしてワクチンの被害者も増加していることが、今後明らかになっていくでしょう。

南出　私も本当に、なるべく多くの人たちを目覚めさせるために、冷静に考えていきましょうというメッセージを、ＳＮＳや市の広報を通じて地道に伝えています。

※6　日本の新型コロナウイルスワクチン供給量……会計検査院による報告書によると、令和2年10月～4年3月に厚労省が結んだ契約では、新型コロナウイルスワクチン供給量は米ファイザー製が3億９９００万回分、米モデルナ製が2億１３００万回分、英アストラゼネカ製が1億2千万回分、米ノババックス製が1億5千万回分の、計8億８２００万回分だった。このうち廃棄とキャンセルは全体の約3割。（２０２3年3月29日発表）

原口　素晴らしいです。私も地道に着実に、伝えていきたいと思っています。今回、こうやってお話ができて、勇気が湧きました。ありがとうございました。

南出　こちらこそ、ありがとうございました。

＊　＊　＊

——この対談後、実際に私は大阪まで行き、泉大津市がどのような「後遺症改善プログラム」を市民に提供されているか、体験させていただきました。

もう本当にすごく良かったです。大きな一軒家の民家を借り上げて、そこに日本全国から志をひとつにするドクターの方々が来られていて、例えばヨーガであるとか、デトックスであるとか、様々な専門家が一堂に会していらっしゃいました。

施術後は、体や食事のことも相談させていただき、心理的な相談を担当される先生もいらっしゃったり、お医者様である井上正康先生の奥様にも、いろいろと教えていただきました。

本当に、愛情のある空間で、暖かい方々に出会うことができてよかったです。泉大津市発の「後遺症改善プログラム」は全国に広げていくべきです。

――補足――

なお、【「イベルメクチン」の真相（119ページ）】の箇所で話題となった、イベルメクチンの実用化を阻んだ裏切り者の博士についてですが、その後、WCH－JのHPで、その真相が語られるドキュメンタリー動画が配信されました。

語り手は、WCH代表のテス・ローリー博士。彼女は4人の専門家のうちの1人でした。

当初はイベルメクチンの有効性を共に訴えていたアンドリュー・ヒル博士でしたが、相談もなく「イベルメクチンはさらなる審査が必要」というそれまでの主張と正反対の論文を発表し、WHOに採択されたとのことです。

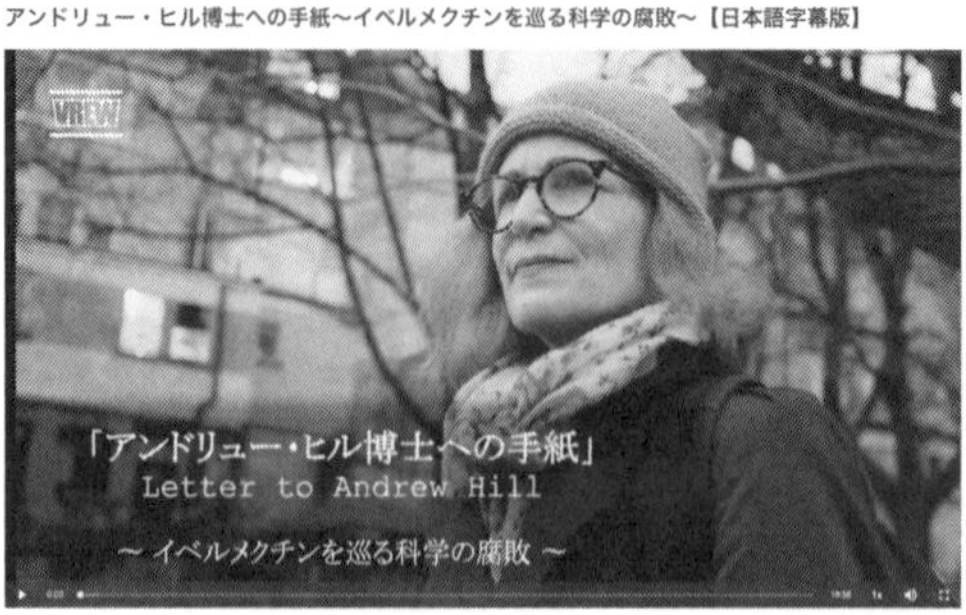

『アンドリュー・ヒル博士への手紙～イベルメクチンを巡る科学の腐敗～【日本語字幕版】』
出演：テス・ローリー
監督：マーク・ローリー（18 分 56 秒／ 2024 年 8 月 2 日公開）

https://wch-japan.org/

その後、ヒル博士が所属しているリバプール大学に、ユニットエイド（Unitaid／WHO主催の国際機関）から、研究費として4千万ドルが振り込まれたというニュースも紹介されています。

告発ドキュメンタリー動画、ぜひご覧になってみてください。

第5章

ワクチン接種を止める！
WHO「パンデミック合意」を止める！
超党派議連発足！

◆「パンデミック合意」はＷＨＯによる強権

「ワクチンの影響でがんに見舞われた」という信じ難い可能性を、私は複数の医師から指摘されました。自分のこともありましたが、闘病するなかで、何より一刻も早く「ワクチン接種を止めないといけない」という気持ちは高まるばかりでした。

２０２３年10月14日、マイドームおおさかで開催された「ＷＣＨ－Ｊシンポジウム」では、長尾和宏先生（医師）、佐々木みのり先生（医師）、及川幸久さん（国際問題アナリスト）の４人でシンポジウムを行いました。

そのときのテーマは「パンデミック条約」または「パンデミック合意」といわれているものについてでした。それはつまり、〝ワンワールド・ワンヘルス〟の考えのもと、上から抑えつけるような一律のやり方で決定的な失敗をしたＷＨＯが、次なるパンデミックに備え、さらなる主導権を握り、各国へ対してワクチン接種や行動・情報制限等で、法的強制力を持つということまで決めようとしていることです。

そんなＷＨＯによる強権に「どう考えてもおかしいだろう！」と我々は訴えました。

シンポジウムには、約１３００名の方々が集まってくださいました。なかには新型コロナウイルスとそのワクチンによって、大切な肉親、友人、愛する人を亡くしたという方々も数多く見えていました。講演の合間には皆さんに駆け寄っていただき、闘病する私を励ましていただいたあの暖かい会を、今でも脳裏に再現することができます。

ただ、皆さんを目の前にするなかで、今の日本は非常に危機的だとも思ったのです。これだけ大事なことなのに、ほとんどの人たちが、「パンデミック合意の重要性」「ワクチン被害の真実」について、まるで知られていない状態だからです。

さらには、２０２４年秋以降には、日本が率先して「レプリコンワクチン（※１）」を投与すると発表しています。また、たとえ個人が打たない判断をしたとしても、ワクチン接種者から未接種者へ伝播する〝シェディング〟が起きないというデータを、私は目にし

※１　レプリコンワクチン：新型コロナウイルスに対する新しいタイプの次世代型ｍＲＮＡワクチン。投与後に成分が体内で複製され、少量で効果が長続きする「自己増殖型」。海外で開発され、日本で製造される。

たことがありません。（※レプリコンワクチンについては第6章でも詳しく解説します）

２０２３年の後半は、大変な危機感を覚えていました。というのも、パンデミック合意が可決する可能性があるＷＨＯの総会が２０２４年5月27日に迫るなか、その4か月前の1月27日には事務局長案が固まるといわれていたためです。

まだ当時は国会議員の間でも、「パンデミック条約？　何それ」という状態でしたから、認知拡大を含めて急がなければならない状況でした。

◆超党派の議員連盟を発足

マイドームおおさかのシンポジウムでは、１か月後に議連を立ち上げましょうということを申し上げて、見事に翌月の11月15日、超党派の議員連盟「グローバリズムと闘う議員連盟（旧称：超党派ＷＣＨ議員連盟［仮称］）」の第１回総会を開催することができました。

議連の共同代表には自民党の平沢勝栄さん、そして私。幹事長に立憲民主党の松木謙公さん、事務総長が参政党の神谷宗幣さん。事務局長には、民主党時代から私の秘書役をしてくださっている、れいわ新選組の大島九州男さんが力を貸してくださっています。副代表には、小児科医でもある阿部知子代議士、民主党国会Gメンの時から政治の兄と慕う上田清司参議院議員、自身も薬害に見舞われ、それを克服して国会議員になった川田龍平参議院議員に就任していただきました。

議連の議論のあらゆる場面で政府を質《ただ》していただいた鈴木宗男参議院議員の存在もとても大きいものがありました。党派を超えてともに積極財政を主張している西田昌司参議院議員、そして佐藤公治代議士にも大変お世話になりました。党や立場の関係がありここには名前を出せませんが、陰で支えてくれた国会議員も少なくありません。被曝の実相の継承を積極的に行なっている三上えり参議院議員など、当選1回生でも全出席で支えてくれた同志たちに、感謝を捧げたいと思います。

日本維新の会からは、遠藤敬国対委員長にお願いをして、何名も来てくれました。国民民主党の皆さん、れいわ新選組の櫛渕万里さん、多ケ谷亮さん、それから池田としえ日野市議会議員には音頭をとっていただき、地方議会からも数名参加をしていただきました。

全員のお名前を掲載することはできませんが、70名規模の大きな議連の立ち上げになったことは本当に、喜びに堪えません。改めて御礼を申し上げたいと思います。

共同代表には、与党からも入っていただきたい思いで、自民党の平沢勝栄さんにお願いしました。平沢さんとは2000年代の初め頃から、共にアフリカに学校を作ったり、拉致議連を立ち上げたり、党は違いましたが様々な活動をご一緒してきた間柄です。私の妻が亡くなったときも、大変にお力をお貸ししてくださった、党は違っても親友といって良い方です。

アドバイザーにもさまざまな方々にお願いをしました。井上正康教授や村上康文教授、WCHジャパンの柳沢厚生代表や、佐々木みのり副代表。吉野敏明さん、林千勝《ちかつ》さん、山岡鉄秀さん、藤江成光さん、田中陽子さん、我那覇真子《まさこ》さん、深田萌絵《もえ》さん……思っていた以上の強力な布陣になったのは、とても心強くありがたいことでした。

国民集会を催してくださった佐藤和夫さん、そして水島総《さとる》社長（日本文化チャンネル桜）の存在も私たちの勇気でした。集会には一番初めに来て、すべての人が会場を後にするまでお礼を言い続けられ見送られていた水島社長の大きな背中を忘れることはないでしょう。それぞれの事務所のスタッフ、特に井上先生の事務所スタッフであるチャッピーさんらにも大きな貢献をしていただきました。

本書を執筆している2024年7月までの間に9回にわたる総会を終えて、7月25日にはWCH代表のテス・ローリー博士も来日され、ご参加いただきました。

発足した当初、私たちが何を思っていたかを、まずはお話しできればと思います。

とにかく「時間がない」という状況でした。2024年1月27日に、WHO事務局長案が提出され、そして5月の総会が控える「パンデミック合意」、過半数で通るため本命とも言われている「IHR（国際保健規則）の改訂」、これらに大変な警戒をもって私たちは臨《のぞ》みました。

しかし、私たちの危機感とはうらはらに、国会の方はもう驚くほど、無関心な態度でした。「ＷＨＯにはどういう態度で臨むのか」「岸田政権は何を決めるのか」と聞いても、「いや、今交渉中ですから何も言えません」という曖昧な返答を繰り返され、ほとんど暖簾に腕押しの煮え切らない状態で、まるで霧の中を歩いているようでした。

◆ＷＨＯと日本政府の関係性

実は、もう何年も前から岸田総理は、インドネシアで開催されたＧ20の国際会議の場などで、思いきり踏み込んだ発言をしています。それらの発言を繋ぎ合わせると、《米バイデン政権と岸田政権が、このパンデミック合意の震源地であり主体であること》がわかってきました。日本が主体であるにもかかわらず、その中身は私たち国民には伝えない。そんな実にあり得ない状況が徐々に判明してきました。

「パンデミック合意」の中身も問題です。原文（英語）で読んでいると、その条文の中身も刻一刻と変わっていき、日本は何を提案しているのかということも結局最後までわかりませんでした。数あるＷＨＯの加盟国の中で、日本だけが「これを提案しました」ということを書いていないのです。まったく謎だらけで、巨大なブラックホールを相手にやりとりしているような状態でした。

第１回目の総会で最も議論の焦点となったことは、【パンデミック合意が「法的拘束力」を持っているかどうか】です。それであれば、まずはパンデミックの定義を定めなければなりません。

日本では当時「パンデミック条約」と呼ばれていましたが、英文で読んでみると「パンデミック・アグリーメント（協定）」または「パンデミック・インストゥルメント（文書）」とあり、意味合いが少し違うことにも疑問を持ちました。

◉「パンデミック条約」原文のタイトル

WHOCA+：WHO convention, agreement or other international instrument on pandemic prevention, preparedness and response（PPR）

※翻訳⬇パンデミックの予防、備え及び対応（PPR）に関するWHOの新たな法的文書（外務省による日本語訳）

外務省や厚労省が、私たちに配布する和文と、原文の英文との間に、大きな差がある。だからこの問題の話をする場合には、必ず英文でもって議論しなければいけないということを確認しました。

これがもし、「トリーティ（Treaty）＝条約」であれば、条約の批准《ひじゅん》、署名が必要となり、国会が関与してきます。条約であるならば、現政府が勝手にこの文書にOKとは言えませんし、国会で跳ね除けることもできるわけです。

また、憲法73条、いわゆる「大平《おおひら》三原則」というものがあり、たとえ条約でなくとも、

《重要な国際約束》は国会を通さなくてはいけないことになっています。「予算に関わること」「法律事項に関わること」「重要な政策課題に関わること」この3つを指します。

本件に関して私は、衆議院の外務委員会（2024年2月27日／衆議院予算委員会第三分科会）において、上川《かみかわ》外務大臣に「あなた方が勝手に決めることができるのですか、大平三原則は今も生きていますか」と質問をしました。上川さんからは「生きています」と回答をいただきました。

「国会にはからずに、勝手にWHOでパンデミック合意を決めてくることができるのですか」という質問もしましたが、答弁は正直満足のできるものではありませんでした。それどころか、「昭和26年にWHOに加盟する署名をしているからには、その後の規則は国会を通さなくていい」というような趣旨の答弁で、極めて愕然としました。そんな73年前に決めたことを前提としたものに、委任なんかできやしません。まさに本件は、大平三原則の違反、憲法違反であるといえます。（※答弁の詳細は巻末に掲載した議事録をご参照ください）

◆WHOと「パンデミック合意」のいかがわしさ

WHOと日本政府の間では、どこで誰がどのように意思決定をしているのか？　追求すればするほど、異常かつ不思議な状況でした。国権の最高機関である国会においても、驚くほどこの、「パンデミック合意」なるものは知られておらず、むしろ隠されながら進められてきたのではないかと感じるときもありました。にもかかわらず、WHOでのパンデミック合意の議論は世界の中心が日本であるかのように、あるいはバイデン政権と岸田政権であるかのように進んでいるようでした。この大きなギャップは注目に値します。多くの国民の皆さんに知っていただきたい事柄です。

ある時、総会の第4回目まで出席していた与党の某議員から、「こんな岸田政権と真逆のことをやっている議連には、もう参加できない」と私に連絡がきました。

彼は友人です。はっきり言いました。「何を言ってるんだ。目の前でこれだけワクチンの被害が出ているのに、君の選挙区ではその声が聞こえないのか」「ワクチン接種に法的強制力を持たせる可能性があることを説明したじゃないか。危機だと思わないのか」と。

私たちは間違ったことや極端なことを言っているわけではないと説明しましたが、彼は距離を置くようになりました。そんなこともありました。

最初の頃の議論は、「パンデミック合意」が、国民の人権や自由、あるいは国家主権を侵すのではないか、という懸念、怖れでした。そのことに関しては、複数の議員が国会でも質問をしてくれました。日本国家の主権より上にあるもの、そんなものは認めるわけにはいきません。

これは世界の他の国々でも同じ状況で、各国の議員たちとも連携しながら進めていきました。国際会議でアメリカを訪問したときも、「パンデミック合意」について様々な議論を交わしました。アメリカの議会においても、共和党を中心として非常に慎重な姿勢をとっていましたし、ワクチン接種についても徹底的にアメリカの議会では追求を重ねていました。

共和党議員たちがバイデン政権に対して、「パンデミック合意を国会承認事項にすべきだ」という法案を出しました。しかし、上院下院でねじれていることもあり、その法律は、結局通りませんでした。

ここで皆さんに、あえて注意喚起したいのは、この「パンデミック合意」なるものが国家主権や自由や人権を侵す危険性が極めて高いのに、文書の字面だけを追えば真逆のことが書かれているということです。

〝国家主権や自由、人権を侵す〟……当然、そんな文言はどこにも含まれていません。当たり前です。私たちの目の前で国家主権を侵すものだと明記した瞬間に、それはもう成り立たなくなるわけです。確かにそういう文言はありません。しかしそれが〝枠組み条約〟という形で巧妙に隠されているために、私たちは余計に危機感を募らせているのです。

（※枠組み条約については後述します）

この件は奇しくも当時、財務大臣／副総理だった麻生太郎氏の参議院での答弁が物語っています。「ＷＨＯがいかにいかがわしい組織であるか」ということが国会答弁で述べられているのです。

どういう答弁かというと、新型コロナが流行して間もない2020（令和2）年3月26日の参議院・財務金融委員会において、浜田聡参議院議員（NHK党／当時）によるWHOの人事に関する質問のときでした。厚労省の担当の方が答弁に窮したことがあったため、挙手して割り込む形で強引に麻生さんがお答えになられました。まさに麻生節が炸裂した瞬間です。かい摘んで説明しますと……、

「WHOの事務局長がどうやって選ばれるかなんて、ドロドロした話で役人には答えられない」「WHOではなくCHO（チャイナのC）だという声がある」「日本の国会議員でWHOから大使に任命されている人物がいるが誰か知っているか？　武見敬三だ。それを聞いて怪しい組織だなとテドロス（事務局長）にも言ったことがある」「WHOとUHC（ユニバーサル・ヘルス・カバレッジ ※2）の活動を先頭切ってやっているのは、世界銀行と日本政府だ」「その両者を取りまとめているのが武見敬三であることはあまり知られていない話だが事実だ」

またその後の2024年3月12日の財務金融委員会においては、麻生財務大臣の後を継いだ鈴木俊一財務大臣に、私は直接その2020年の麻生さんの答弁を引きあいに出し、「あなたも同じ認識ですか」と聞きました。彼らはいうなれば義兄弟です。鈴木大臣はまともな答えをせずに、「そのことを言って許される人と、許されない人がいます」という珍妙な答弁をして、財務金融委員会が笑いで終わるというようなこともありました。しかし、笑っている場合ではないのです。とんでもない事実なのですから……。

◆「パンデミック合意」は「枠組み条約」で推し進められる

今まさに、2024年8月の時点において、岸田内閣の厚労大臣は武見敬三さんです。武見敬三さんが、大臣になる前の2021年に、WHOとUHCの親善大使、あるいはその関連団体の推進者として語っている動画（※3）があります。

なんと言っているかというと、法律を作る人間だとピンとくると思いますが、これは

【枠組み条約】であるということなのです。「タバコ条約」とほとんど同じ形をするものだ、とわざわざ例えを出して述べています。つまり、ここに答えがあるわけです。

「パンデミック合意」の中には、国家の主権より優先するという文言はひと言もありません。ましてや自由や人権を抑圧して、強制をするということはひと言もありません。しかし「枠組み条約」であることは何を意味するのかというと、法律に詳しくない方にも簡略化して別の言い方をすると、「合わせ技」という意味です。

※2　ＵＨＣ……Universal Health Coverage（ユニバーサル・ヘルス・カバレッジ）。すべての人々が必要なときに負担可能な費用で享受できる基礎的な保健医療サービスのこと。武見敬三氏はＵＨＣ親善大使であり日本の窓口役（武見氏は２０１９〜２０２２年、ＷＨＯの親善大使も務めた）。

※3　武見敬三氏が語る動画……「ユニバーサル・ヘルス・カバレッジ（ＵＨＣ）の今日的意義：ＳＤＧｓの視点と国連の役割」（公益財団法人 日本国際問題研究所 ＨＰ／２０２１年４月17日）

https://www.jiia.or.jp/eventreport/0413-uhc.html

★右記動画については、原口一博のＹｏｕＴｕｂｅにて、田中陽子先生と詳しく解説しています。

◉ＹｏｕＴｕｂｅ：パンデミック合意・世界保健規則改訂の推進役は、日本政府だった！【田中陽子先生との対談】

武見敬三参議院議員「ユニバーサル・ヘルス・カバレッジ（ＵＨＣ）の今日的意義」講演より（２０２４年５月22日）

https://www.youtube.com/live/3GBoNDgTNWw

「枠組み」で合意すれば、個別の具体的なやり方などは、あとから決める。例えば、「政省令」で言えば少しわかりやすいでしょうか。――国会で法律の枠組みを決めました。中身の細部については「政省令」に委任します。「政令」は内閣が、「省令」は各省の大臣が決めていきます――といった枠組みのことです。

つまり、大きな枠組みにおいて合意をしたからには、主権の侵害にはあたらないわけです。あくまで、主権国家たる日本が、大きな枠組みにおいて正当な手続きを経て契約を交わせば、WHOは主権を侵したことにならないというのです。

そう考えていくと、「パンデミック合意」という強制力は、2年前（2022年7月）のINB会合での合意（※4）でほぼ決められてしまっているともいえます。大坂夏の陣・冬の陣でいうところの、もう冬の陣は終わっており、外堀は埋められているのです。次はいつ内堀を埋めるか、という話が秘密裏に進められているのです。

ワクチンだってある意味同じです。「強制接種なんてしません」と政府は言っていますが、実質強制接種のようなものです。マイナ保険証だって選択制ですと言っておきながら、実質は、マイナ保険証を持っていないとどれほどの不利益を被るか。医療機関は、マイナ保険証に対応しなければ、保険の点数の申請さえもできないというのです。つまり自由診療を行うしかない。強制はしないけれど、兵糧攻めしているようなやり方です。

それと同じものがこの「パンデミック合意」だといってよいでしょう。少しややこしい話となりましたが、皆様の中にはこの巧妙なカラクリを見破っておられる方も少なくないと思います。

◆「パンデミック合意」が決まらなかった本当の理由

2024年1月27日、テドロス氏がどんな事務局長案なるものを提出してくるのか、

※4 2年前の合意……「パンデミック対策は法的拘束力を持つべき、INB会合で結論」2022年7月25日／WHOのHPより）WHOの意思決定機関であるINB（政府間交渉機関）は、法的拘束力のある新たな国際パンデミック協定の締結に取り組むことに合意した（2022年7月21日・ジュネーブ／INB会議）。

私たちは国会でも固唾《かたず》を飲んで見守っていました。第3回の議連総会も1月25日に開催し準備していました。しかし、一向に出てきませんでした。

そして結局、最後の最後まで、まとまったものは何も提出されずに、「パンデミック合意（条約）」といわれるものは、5月のWHO総会（27日よりスイス・ジュネーブで開催）にもお披露目されることはなく、流れました。

「各国間で意見の隔たりが埋まらず、交渉期間を最大1年、延長することになりました」というアナウンスがありましたが、なぜ流れたのでしょうか？

それは、新型コロナウイルス、あるいはワクチンに関する《特許、所有権、あるいはその持分》……それらで揉めて合意に至らなかったからです。

WHOを、世界の人類の命や健康を守る組織だと思っていたら、それは完全に読み間違えるだろうと思います。

ぜひ皆さんも「パンデミック合意」を原文で読まれてみてください（検索：who pandemic agreement）。これはパンデミックビジネスの、【ビジネス協定書】にほかなりません。そのことを多くの世界中の良心的な政治家たちが気づき始めています。

◆利益相反問題。特定の組織の利益が優先されている

第5回の議連総会の時だったと思います（2024年3月14日）。同じ人物が、推進役だったり、検査役だったり、あるいは政策作成役だったりするのはおかしい、という議論が起こりました。いわゆる委員会の制度です。厚労省のまわりには、専門家委員会、審議会といった名前で複数の委員会が数多くあります。しかも、それぞれの組織（または個人）が製薬会社からお金をもらっている場合が多い。

厚労省は独自に、年間500万円という基準をつくり、「500万円以上の研究費を受領している研究者については、その会議における審議・議決に加われない」と定めていますが、刑法に先んじる規則というものは、ありえると思いますか？　お金をもらって政策を歪めたら、それは国民のためになりません。

そこで私たちは「これは利益相反ではないか」と突っ込みました。すると、その会議が終わった後、厚労省の技監か何かの方が「利益相反とはどういうことだ」と詰め寄ってきました。誠に不遜な態度でした。「特定の企業や団体からお金をもらっている人が政策を歪めたら、それを利益相反というんだ」と丁寧に言い返しました。それさえもわからないのか、と呆れました。これは国会でも大変に問題となりました。

それからおよそ1週間後、厚労省の官房長が飛んできて、「二度とああいう態度を取らせません」という約束をしましたが、彼ら本来の、本音の姿であることが垣間見えました。

これまで、WHOという組織は、あくまで〝推奨機関〟として認知されていたように思います。「こうやった方が良いのではないですか」とおすすめ情報を提供したり支援したりする機関です。それがもはや、レコメンデーション（推奨）ではなく、オーダー、命令となっている。

「WHOの言うことには従わなければならない」そんな強権機関となっているのが、最近のWHOではないかと思います。なぜ、一機関がそんなに強気でいられるのか？　それはやはり、背後に強力かつ巨大な組織・資本が控えているからのようにも思えます。

上川外務大臣はこう言いました。「昭和26年にＷＨＯに加盟する署名をしているからには、その後の規則は国会を通さなくていい」と。つまり、わが国はＷＨＯに合意しているので、その規定については委任している。だから中身をどう変えようが、それは私たちが、憲法73条の大平原則に違反したことにはならない……というまさに【枠組み合意】の話をされたわけです。詭弁であり、国民をないがしろにするとんでもない答弁で、ほとんど辞職ものの発言だと思います。しかし、それがまかり通っているのが今の現実です。

これまで上川氏は、岸田氏の後の総理候補などともいわれていましたが、とてもその任にあらずと思いました。逆にいうと、そういう人が総理になってしまっては困ります。ますます日本が餌食《えじき》とされてしまいます。憲法73条違反は、絶対に認めません。こんな非道なことが許されるわけがありません。

◆ＷＨＯは誰のための組織か？

「パンデミック合意」は流れましたが、「ＩＨＲ（国際保健規則）」では、〝感染症の拡大が「緊急事態」よりも深刻化した場合に「パンデミック緊急事態」を発令することを可能とする〟という規定が盛り込まれ、全会一致で改正されました。

ＷＨＯ総会の最後にテドロス氏は、ＩＨＲ改正が成立したことを理由に、「これは人類の勝利である」というような意味のことを述べましたが、まさにこの全体主義、グローバリズム、ワンワールド・ワンヘルスの象徴（操り人形）として息巻いていました。

ＷＨＯという組織の支援者（献金者）は、各国政府だけではありません。特定のＮＧＯ、団体組織も数多く含まれます。

このグラフ【ＷＨＯ貢献ランキング】を見てください。公式サイトで公表されている数字です。「ビル＆メリンダ・ゲイツ財団」はアメリカより多い２番目。「Ｇａｖｉアライアンス」（子どもの予防接種プログラムの拡大に取り組む団体）は上から６番目の献金額をほこり、彼らはひとつの国より上位の影響力を持っているといえるでしょう。（※アメ

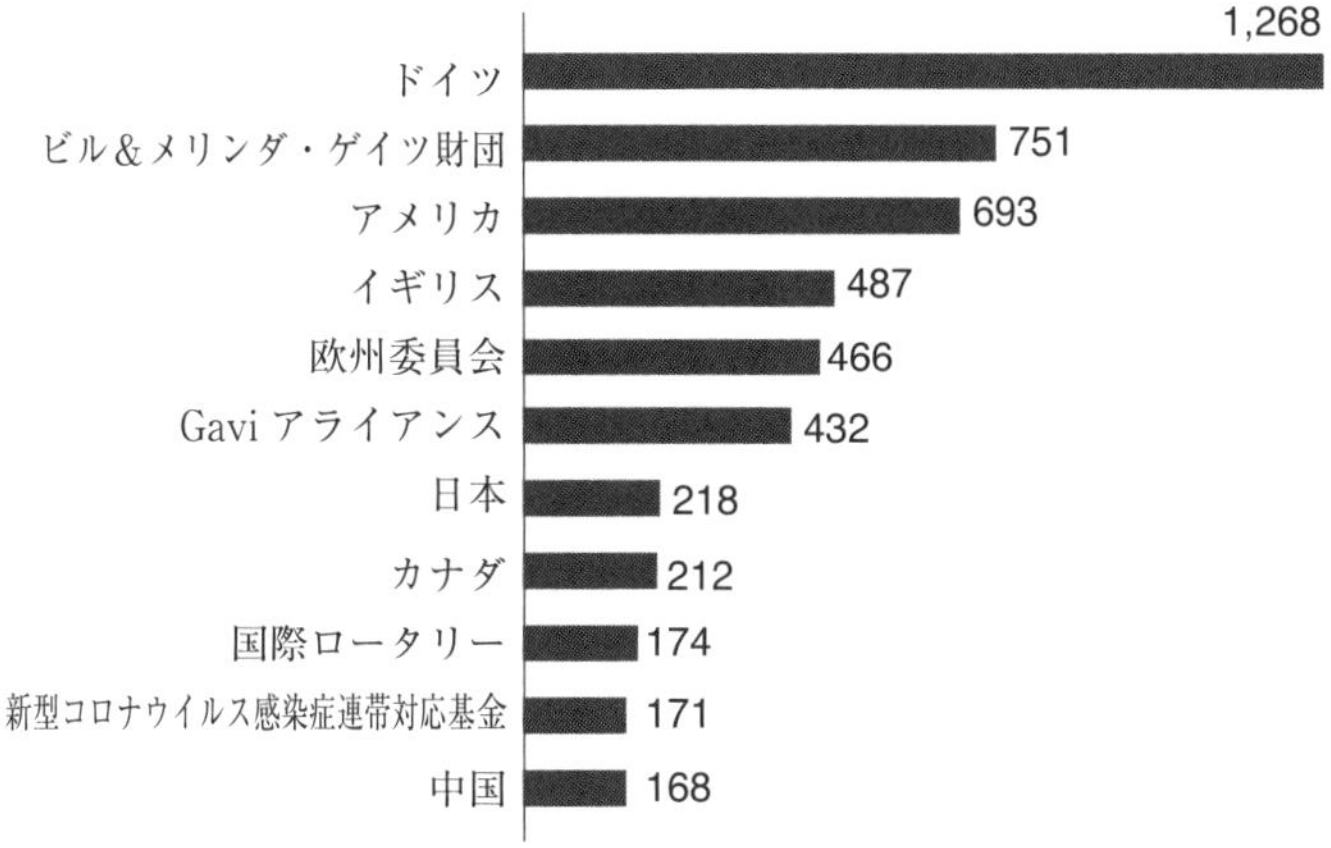

WHO 貢献ランキング（2020-2021 年、単位：US 百万ドル）

WHO 公式サイト https://www.who.int/about/funding/contributors
※原口一博×吉野敏明『ガンになった原口一博が気付いたこと―吉野敏明との対話』（青林堂）P141 より

リカは当時のトランプ政権が減額したため3番目となっています）

「WHOは利益相反を起こしているのではないか。特定の組織の片棒を担いでいるのではないか」と、多くの国々がNOを突きつけました。WHO総会、それに先立つ会議にも、欠席者がたくさん出てきています。トランプ大統領がWHOを脱退した理由がわかろうともいうものです。それだけ反対者がいるにもかかわらず、IHR改正は通ったことになっています。どういうことでしょうか？

私はもう、手続き上の瑕疵《かし》からいっ

ても、このような決定は認められない、つまり、無効であると考えています。しかもその中身を吟味すると、とんでもない条項がいっぱい入っており、なんとパンデミック合意で彼らが目指そうとしていた、監視やモニタリングといった項目が、ＩＨＲのなかに放り込まれているのです。まさに検閲、強制力が伴う怖れがあります。

◆ファクトチェックは誰がやればよいのか？

先日、あるファクトチェック機関なるものが私に襲いかかってきました。彼らは、「日本ファクトチェックセンター（ＪＦＣ）」といい、総務省とグーグルやヤフーなどのネット企業がつくった非営利組織であります。

総務省曰く、「事実と違うもの、偽情報の流布等については、第三者機関を作って、特にＳＮＳはチェックをしなければいけない」とのこと。来訪したＪＦＣの創刊編集長を務めるＦ氏（元大手新聞社記者）と話をするなかで、「では、あなたのファクトチェック機関は、どういう医療機関、研究所と契約をして、それがファクト、またはファクトではないと認定し、私をチェックに来られたのですか？」と聞きました。その回答はなく、つまりファクトの根拠はまったくありませんでした。

ファクトチェックをする人間や組織の方もチェックしなければいけない、と思いました。

「インフォデミック（※5）」という言葉があります。岸田氏は、NATOの会合で「偽情報、あるいは誤情報、またその流布について厳しく対応する」などと発言しておりますが（2024年7月11日／NATO首脳会合）、それはそっくりそのままお返ししたいと思います。

この問題はまさに、日本国憲法が禁じている「検閲の禁止」（21条2項）に該当します。そしてその検閲を推進しようとする人たちが、もっとも最上級に嘘八百であるという事実

※5 インフォデミック……「情報（Information）」と、感染症の広がりを意味する「エピデミック（Epidemic）」を組み合わせた造語。虚偽の情報が拡散され、これを多くの人が真に受けてパニック状態となり、社会の動揺が引き起こされることをいう。

に、いかに我々は対処するか。ワクチンの効果に関する数字も「嘘」の数字だったということがわかっています。（本件詳しくは、『森田洋之先生とzoom live「新型コロナワクチンの効果」厚生労働省の資料等について』（2024年8月9日 原口一博のXで配信）をご覧ください。）

私は2024年1月の臨時国会で、質問主意書を4本提出しました（※6）。このワクチンの感染予防効果が、本当に効果があったのか、被害はどうなのか、実際の数字を持ってきてくださいという内容です。

ワクチン接種が始まって、3年が経とうとしていました。当初声高に言われていた95%の感染予防効果、その数字の根拠を持ってきてくださいという趣旨の質問もありました。答弁が返ってきました。「今、精査中であります」。ちょっと待ってください、どこにもファクトはないではないですか。

彼らは、ゴールポストをその都度変えるのです。さすがに今やワクチンに感染予防効果があると思っている人は少数になりました。では次は何というかというと「重症化予防効果」です。「重症化予防効果はどうなんですか。これも数字で出してくださいますか」と質問をしました。これもまた「今、調査中であります」との回答でした。

3年経って調査中……呆れます。いつまで調査するのか。AIやビッグデータは、こういう調査にこそ活用されるべきではないですか。今の日本政府は、何が何でもワクチンを進めることを大前提として動いているとしか考えられません。

私たちのこれまでの戦いは、ディープステートメディア、忖度メディアとの戦いでもありました。政府は、19万件ものパブリックコメントが国民の皆さんから出されたにもかかわらず、まったくそのことに考慮しない閣議決定をしました（※2024年7月2日「新型インフルエンザ等対策政府行動計画」）。

そこには何が書いてあるかというと、またしても「インフォデミック」です。偽情報、誤情報をSNSで流すものに対して、積極的にこれを禁じていく、取り締まっていく。取

※6　質問名「新型コロナワクチン接種に用いられるRNAワクチンの安全性及び有効性に関する質問主意書」（2024年1月26日提出／第213回国会）

り締まる（逮捕）とはっきり書かれてはいませんが、現実としてそうなっていく可能性を否定できません。

このままどんどん検閲が強まり、今まで私が情報発信してきたようなことも、皆さんの元へ届けることができなくなることも考えられます。怖ろしい社会になっていくといわざるを得ません。

◆私たちは、確実に勝利を収めてきた！

これまで議連総会を9回開催しました。私たちの問題意識や連帯感は高まりましたが、残念ながら、厚労省や外務省の官僚は、私たちの質問に答えるどころか「時間が経過するなか、ただ適当なことを言ってお茶を濁す」というような態度に終始したと思います。

あらゆる説得力のある論文を突き付けても、彼らからの反論は来ません。反論が来ないだけではなく、「政府は様々な審議会をつくっています。この審議会の委員たちがこう言っています、これが政府の立場です」となんでも審議会（委員会）任せなのです。数ある審議会や委員会は、誰のためにに働いている組織なのでしょうか？

第6回の総会では、ニューヨークから原丈人《はらじょうじ》さんが駆けつけてくださいました。原さんは、世界のベンチャー企業をつくっている事業家で、『「公益」資本主義　英米型資本主義の終焉』（文春新書）の著書等でも有名な方です。安倍政権では内閣参与を務められました。

その方から私にいきなり「アメリカから帰ってくるけど、会っていただけますか」と連絡が入り、私の部屋に入って早々、数枚の紙をポンと机の上に置かれました。

それは何かというと、私が2023年の臨時国会で提出した、「ワクチン接種の各問題とパンデミック条約について」の内容の質問主意書（※7）のコピーでありました。

原さんは私にこうおっしゃいました。「この件で来ました。もう何のことかおわかりですね。いかにこの、パンデミック合意なるものが危険か、いかにこのワクチンが危険か

※7　2023（令和5）年11月15日提出。「新型コロナワクチン接種の効果及び副反応による健康被害救済に関する質問主意書」および「国際保健規則改正とパンデミック条約に関する質問主意書」

……」

その後、彼は猛烈に説いて周られました。もともと安倍政権の参与でもおられましたから、現職の閣僚に「何をやっているんだ」と電話をかけ、野党の心ある議員にも声をかけられました。

これほどの行動力と実行力のある人を、私は見たことがありません。心強い味方が、また現れたのです。

私たちは、確実に勝利を収めてきたのも事実です。それはなぜかというと、今まで気づかなかった人たち、今まで知らなかった人たちが実際に自分の頭で考え、共に横に手を結ぶようになったということです。4月13日の大規模デモ、5月31日の日比谷集会、そしていま各地で同時発生的に行われている皆さんの試みを、今の政権がいくら無視しようが、世界は無視することができないでしょう。

平沢勝栄さんがおっしゃっていました。「自分も最初は半信半疑だった」と。しかし、このワクチンの危険性を学び、発信していくと、「平沢さん頑張ってください」と街で声をかけられるようになった、というのです。今までにはなかったことだと嬉しそうに話されていました。つまり、皆さん一人ひとりの力が、政治を動かしているのです。

もはや、右も左も保守も革新も……本当にまったく関係ないと思います。実に幅広い層の老若男女の皆さん、医療機関の皆さん、スペシャリストの皆さん、今までだったら同じ席に着くことも考えられなかったようなさまざまな境遇の人々が、それぞれが同じ志を持ち、大切な命、大切な日本を守ろうとしているのです。

私たちは負けることはありません。そして、これから広がっていく新しいタイプのレプリコンワクチンについても、止めなければいけないと思っています。次章では、このレプリコンワクチンについてもたっぷり触れてみたいと思います。

第6章

世界の動向とレプリコンワクチン

◆ドナルド・トランプとロバート・F・ケネディ・ジュニア

トランプ前大統領は、２０２４年11月の大統領選挙へ向けたアジェンダを語る動画の中で、このような主張をされています。

「自閉症、自己免疫疾患、肥満、不妊、重篤なアレルギー、呼吸器疾患、子どもの病気の驚くべき増加……そもそもこれらの慢性的な問題の原因を調べるのではなく、治療に何千億ドルも費やしている。」

「大手製薬会社がアメリカの患者や納税者を騙したり、利益を国民より優先したりするならば、責任を問わなければならない。」

また、第3の大統領候補（当時）である、ＲＦＫジュニアさん（※1）は、『３０３の文献から判明したパンデミック13のひみつ』（経営科学出版／２０２４年6月／解説：林千勝　翻訳：桜野真由美）という著書の中で、次の13の項目を挙げています。日本語版の解説は林千勝さんです。この13にわたる項目は、まさにここ数年において、私が世界の科学者とともに追及をしてきたテーマでもあります。

◆解説『パンデミック13の秘密』

RFKジュニアさんが掲げた13の項目を、一つひとつ見ていきたいと思います。

1 COVID-19のワクチンは本当に数百万人の命を救い、パンデミックを終わらせたのか?

2 イベルメクチンやヒドロキシクロロキンに頼った国、そしてワクチン接種率が最も低い国で死亡率が最も低かったのはなぜか?

3 ウイルスの感染も拡散も防げなかったワクチン

※1 ロバート・F・ケネディ・ジュニア……(1954年〜)。上院議員も務めたロバート・ケネディ元司法長官の息子で、ケネディ元大統領のおい。米民主党所属ながら、トランプ前大統領(共和党)と近い主張で人気を集めている。ワクチン懐疑派であり、不正選挙疑惑も支持している。2024年米大統領選へは無所属で出馬。70歳。

※追記:2024年8月23日、自身の選挙活動を停止し、トランプ氏を支持すると表明した。

4　ワクチン接種者はより感染しやすくなっている
5　ワクチンは死亡や入院のリスクを低下させない
6　ワクチンによる疾患数と死亡率の高さは、ワクチンの有効性さえも帳消しにする可能性がある
7　集団ワクチン接種のあと、世界的に死者数が増加した
8　製薬会社とCDCは、主要メディアの協力を得て、重篤な疾患と死亡の報告データを隠蔽した
9　政策に対する批判への検閲と規制を許してもいいのか？
10　私の予測は「陰謀論」から「証明された事実」に変化した
11　ファウチ博士の方針は、公衆衛生のためではなく、貧困層、子ども、労働者階級を壊滅させるためだった
12　アメリカは権利章典に対する前代未聞の攻撃に耐えている
13　権利の剥奪と中産階級の所得減による反乱は、今後どう転ぶかわからない

※『303の文献から判明したパンデミック13のひみつ』ロバート・F・ケネディ・ジュニア（経営科学出版／解説：林千勝　翻訳：桜野真由美）より引用

1「新型コロナウイルスワクチンは本当に数百万人の命を救い、パンデミックを終わらせたのか？」

真実ではありません。日本では第11波のニュースも流れていますが、もしワクチンが成功しているのであれば、こんなに何回もパンデミックが起きるわけがありません。逆に、ワクチンを打つことによって免疫力が弱まり、そのせいで感染が広がっているのではないか、という疑問は深まりこそすれ、解消することはありません。

※参考 原口一博のX：『2024.8.6 鹿先生「mRNAワクチンの特徴は、打つとTreg誘導され免疫抑制して抗体を作るけど、コロナに罹っても真っ先にTreg誘導され免疫抑制。これがコロナ重症化予防の本質。』

2 イベルメクチンやヒドロキシクロロキン（※2）に頼っていた国は、主に中東や南米、アフリカ諸国です。ワクチン接種率が最も低かった国であり、死亡率が最も低かった国です。なぜ死亡率が低かったのか？　新型コロナに有効だったからにほかなりません。しかし今では、イベルメクチンやヒドロキシクロロキンは、アメリカをはじめとする多くの国々で、事実上新型コロナの治療薬としては禁止されている薬です。

イベルメクチンについては第3章、第4章でお伝えしたとおりのことが実際にありました。世界中で安全性が幾重にも確認されているにもかかわらず、認可が下りませんでした。認可を実現すべく、私たちは議連をつくり、法案「日本版ＥＵＡ法」を提出し、与野党で賛同者も多くいたなかでしたが、揉み消されてしまいました。

3　結局、ワクチンはウイルスの感染も拡散も防げなかったといえるのではないでしょうか。防げないから大規模なロックダウンを実施したわけですが、ロックダウンは政治的抑圧行為であると同時に、経済的抑圧行為だったともいえます。多くの中小企業や飲食店が犠牲となり、自殺者も増えました。

ロックダウンの効果、それからマスクの効果も、それが果たして科学に基づいたものであったかどうか、大きな疑問が出ています。学校も閉鎖され、大切な卒業式、入学式すら行えないといったこともありました。もしワクチンに感染予防効果があったならば、なぜここまでロックダウンが必要だったのか。その強制措置については誰も真面目に検証していないのではないでしょうか。このことは今一度、提言しておかなければいけないと思います。

4 「ワクチン接種者はより感染しやすくなっている」という疑念。

ワクチンは「安全で効果的」という公式発表とは対照的に、もはや「負の効果」を示しているのではないでしょうか。数年かかって心筋炎を発症する方もいれば、様々な副反応、後遺症が発表され、多くの論文も出ています。

「全国有志医師の会」の心ある1500名を超える医療従事者の皆さんが、岸田政権と厚労省にワクチンを止《や》めるべきだと訴えています。しかし科学的な反論は、今まで何ひと

※2　ヒドロキシクロロキン……半世紀以上前から海外の多くの国でリウマチ膠原病や抗マラリアに使用されている薬。新型コロナウイルスの抑制作用があるとされる。

つ、私の知る限り目にしたことはありません。

5　ワクチンは「死亡や入院のリスク」を高めている可能性があります。ワクチンを打つことでの、重症化予防効果、死亡予防効果のデータは未だ発表されていません。ワクチンを打った後に感染した人が、ワクチンを打たずに感染した人よりも予後の状態が悪い、という論文は発表されています。

6　「ワクチンによる疾患数と死亡率の高さ」が懸念されています。実際にワクチンで国から死亡認定を受けた人は、2024年7月25日の時点で700人を超えています（※数字の詳細は序章で説明）。ここ数年の日本では、謎の超過死亡が大幅に増えています。そういう事態が今の日本で起きているということを、ここで改めて伝えておきたいと思います。

7　アメリカでも同様のことが起きています。「それまで健康だったワクチン接種者が原因不明で亡くなる件数が２０２１年に大幅に増えた」「ミレニアル世代（25～44歳）の超過死亡率が85％に増加し、史上最悪の超過死亡率となった」という衝撃的な保険会社の報告も本書で紹介されています。ワクチンが心筋炎、あるいはさまざまな循環器系に障害をもたらし、高齢者だけでなく元気な若者にまで刃を向けることが確認されているわけです。

ファイザーは１２００種類を超える副反応を発表しました。もはや単なる後遺症を超えて、「薬害」といってよいのではないでしょうか。

前述のＥＵ議会有志による「インターナショナル・コビッド・サミット」で発表された、デイビッド・マーティン博士の話は衝撃的でした。コロナウイルスは《機能獲得実験》により、人の手で開発されてきた歴史があるのです。我々が相手にしているものは、自然界にあるものではなく、誰かがどこかで人工的に作ったものであり、それも生物兵器の一環として作られたものも含まれている、ということが明らかになったのではないかと思います。（※この話の詳細は第3章をご覧ください）

8 「製薬会社とＣＤＣ（米疾病予防管理センター）は、ニューヨークタイムス紙を含む主要メディアの協力を得て、重篤な障害と死亡のデータレポートを隠蔽した」また、「ほぼ全ての主要報道機関と米国政府の間で、《トラステッド・ニュース・イニシアティブ／以下：ＴＮＩ（※3）》と呼ばれる報道協定が結ばれ、政府の公式なワクチンの説明に異論を唱えるあらゆる情報を潰した。この協定に基づいて、保健福祉省は主要メディアに約10億ドルを支払った。」という報告があります。

ＲＦＫジュニアさんは《ＴＮＩ》の主要メンバーに対し訴訟も起こされていますが、まったく同じ情報統制が日本でも起こっていることは、これまでにも述べてきました。

彼らが隠蔽したいと考えているワクチンについての真実。それらに〝有害情報〟という名のレッテルを貼り、公的に広く抑圧するシステムを躍起になって作っている勢力。そこに政府まで加担し、予算的な裏付けとなる閣議決定もされました。（２０２４年７月２日「新型インフルエンザ等対策政府行動計画」）。

これは日本だけではなく、世界中で統一された意思のもとで進行している〝計画〟なのです。情報統制は、まさにプランデミックの一環です。

ＷＨＯが「これはパンデミックだ」と宣言をすれば、《ＴＮＩ》がそれを認め、真実のパンデミック情報として世界に配信される。異を唱える投稿はＢＡＮされ、マスメディアで伝えられることはありません。

９　政策に対する批判への「検閲」と「規制」をこれ以上許してはなりません。

私はワクチンに関する動画はＸライブだけで流します。ＹｏｕＴｕｂｅでは配信できません。ＡＩによりＢＡＮされてしまうからです。ワクチン、あるいはイベルメクチンという単語が検閲に引っかかってしまうのです。ですから今、ＹｏｕＴｕｂｅを使って配信している人たちは、わざわざ「お注射」と言い換えたり、注射を打つジェスチャーでワクチンのことを表現しています。とんでもない話です。

※３　トラステッド・ニュース・イニシアティブ：ＴＮＩ（Trusted News Initiative）……国際的なメディアネットワーク。欧米の主要メディアと大手ＩＴプラットフォームが連携し、有害な偽情報・誤情報を知見し対策を共有する。２０１９年ＢＢＣのジェシカ・セシルにより創設。ＮＨＫも参加している。＝情報統制機関。

しかし、ワクチンという言葉を使わずして、ワクチンに関する法律をどうやって国民の皆さんへ正しく伝えることができるでしょうか。国会議員が国会に提出した法律を説明する動画をBANされる。それはまさに国会活動の妨害であり、立法活動に対する妨害と言わざるを得ません。一般公開せずにやりとりしていた動画もBANされました。YouTube／グーグル・ジャパンに、そんな権限が与えられているはずもありません。これは通信の秘密を侵す、重大な犯罪ではないかと私は考えています。

10 「私の予測は〝陰謀論〟から〝証明された事実〟に変化した」とRFKジュニアさんは言います。

私も1、2年前ぐらい前までは、ずいぶん陰謀論者と言われました。しかし、〝陰謀〟を証明するのも否定するのも、はじめはデータもないことですから、大変難しいことではありますが、時間が経つことで事実となるデータが揃い、少しずつ証明されてきているのです。

mRNAのワクチンが、免疫や遺伝子に〝影響を与えないこと〟を保証するデータを私は、見たことがありません。

そして、ファイザーやモデルナと交わした日本政府の契約書。この件もいずれ明らかになることでしょう。

マスクやソーシャルディスタンスについても、先日アメリカの議会でファウチ氏が、「それに根拠はなかった。はっきりしていないことだ」という旨の答弁をしたという報道に接しました。「学校閉鎖、ロックダウン、子供へのワクチン接種、PCR検査、武漢研究所、自然免疫、mRNAワクチンなどのすべて」が同じように根拠がないものであり、「マスクは組織化された恐怖、服従、卑屈、貧乏、無力の強力なシンボルだった」とRFKジュニアさんは述べています。

日本では、「アベノマスク」なるものが当時問題となりました。私たち国民にも2点ずつ配られました。466億円もの予算を投じたそれは、巨大な利権であったのではないかという疑いが今も晴れません。

11

「ファウチ氏の政策は、公衆衛生上のためではなく、貧困層、子供、労働者階級に対する破壊的戦争であった」これも、まさにその通りだと思います。そしてその戦争の最大のターゲットとなっているのが、わが日本です。

日本は、レプリコンワクチン（自己増殖・次世代型ｍＲＮＡワクチン）なるものにまで手を出そうとしています。実際に予算化され、福島県南相馬市の工場などで製造が開始されています。

そして、２０２４年10月からはワクチンの定期接種が始まります。人類が未体験のレプリコンワクチン「ＡＲＣＴ－１５４」（開発：アークトゥルス・セラピューティクス／製造：明治製菓ファルマ）も含まれてくる可能性が高いです。

「政府から補助金も出るなら打ってみるか」と思われる方も多いと思いますが、政府は実は勧めてはいません。あくまで「皆様それぞれの判断で打つか打たないかを決めてください」というスタンスです。これは、究極の責任逃れだと思います。ワクチンの中身もわからない、何をもって判断すれば良いのかもわからない。製薬会社が知っていることと、国民が知らされていることの間に、ものすごく大きなギャップがあります。それを独自で選択せよ、自己責任で、という態度は、恐るべき責任放棄だと私は思います。

12　「アメリカは権利章典に対する前代未聞の攻撃に耐えている」これは日本も同じだと思います。表現の自由、行動の自由、移動の自由……あらゆる自由が阻害されました。政府は「強制はしていない」と言うかもしれませんが、それは嘘です。実際にワクチンを打っていなければ、病院の中にも入れない、大切な人との最期もコロナを理由に会わせてもらえなかった人は大勢います。本当に信じられないことです。多くの人々が見えない拘束力により支配されていました。

13　「中産階級の権利剥奪《はくだつ》と所得減が反乱を生み出した。反乱のイデオロギーは形作られつつあり、米国における新しい政治潮流のうねりが誕生した」

日本における〝新しいうねり〟は、非常に動きが鈍いといえるでしょう。しかしこのパンデミック戦争の中で、一部の目覚めた医師の方々、あるいは心ある科学者の方々、そして市民の皆さんが、これまでの立場や職業、思想や信条を超えて、老若男女、ジェンダーや年齢の違いを超えて、大きなうねりが沸き起こってきていると感じています。これから新しい波を起こしていきましょう。

◆レプリコンワクチンの実験台となるのは日本人

本書の第1章でご紹介した日比谷での「WHOから命をまもる国民運動大決起集会」、私の挨拶の動画は、Xの動画だけで、150万回表示されました（2024年7月現在）。この動画に英語字幕がついたものが拡散されたこともあり、世界のメディアからも私にお声が掛かりました。出演した番組では、「レプリコンワクチン」（※4）についてもいろいろ聞かれました。

「レプリコンワクチンなるものを日本が率先して配ろうとしているようだが、それは一体どういうものか？」という質問をいただきました。私は説明しました。「日本の忍者のようなものだ」と。

「忍者は変身をする。それから分身をする。レプリコンワクチンは、まさに忍者のよう

に自分の姿を分身、増殖するものです。〝セルフ・アンプリファイ（Self-amplifying）〟m

RNAワクチン。つまり、自己増殖型の【samRNAワクチン】なのです。

mRNAワクチンは半年もすると効果が消えると当初はいわれていましたが、このs

amRNAワクチンは自己増殖するので消えない、自分自身の複数のコピーをどんどん生

成する、持続する、だから少ない量で済む……といわれています。

そして〝シェディング〟と呼ばれる接種者の吐息などから非接種者への拡散現象が起

きる懸念を、多くの科学者が発信しています。」

アンカーの方が私の説明に絶句されていたのも、非常に印象的でありました。

※4　レプリコンワクチン「ARCT-154」……米バイオ企業でサンディエゴに本社がある「Arcturus

Therapeutics（アークトゥルス・セラピューティクス）」と豪メルボルンにある「CSL Seqirus」によって開発された、

初の自己増殖型mRNAワクチン。ベトナムで1万6千人を対象とした治験を実施、日本で初承認された（2023

年11月）。

日本での製造・販売は、明治ホールディングス傘下の「Meiji Seika ファルマ」、「VLP セラピューティクス・ジャ

パン」「アクセリード」、受託製造会社「アルカリス」が連携し、製造工場を福島県南相馬市に設立。年間10億人分、

世界へワクチンを供給する拠点となる……。

この次世代型のレプリコンワクチンの諸問題については、日本国民あるいは人類は、「調べるな、疑問を持つな、聞くな、反論するな」と言われているようなものです。これはもう科学ではありません。強大な人体実験であり、その最大の犠牲者となるのが日本人なのではないかと危惧しています。

精力的にニコニコ動画で発信を続けている鹿先生（医師／JPSikaDoctor）は、レプリコンワクチンについて「まったく新しいタイプなので、副反応もこれまでにない新しいことが起こるのではないか」と強く心配されていました。「自然免疫がものすごく活性化し、あらゆる臓器が炎症を起こす可能性もある」と警告を発し、また、「レプリコンワクチンの潜在的リスクを政府、研究者は実は知っている。知らないのは打たされる多くの国民、高齢者」「これから大規模に日本人に打たせて、その安全性を評価しようとしている」と国立医薬品食品衛生研究所が作成した資料（『ｍＲＮＡ医薬の評価の考え方』２０２３年）を元に報告されています。

「日本人が犠牲者となる危惧を排除できない」と、私は述べましたが、海外から見れば反対の意見もあります。戦場ジャーナリストのマイケル・ヨンさんや我那覇真子さんらとお話をするなかで聞いたのは、「むしろ日本は加害者ではないか」という世論が、世界で広がりつつあることです。

「やっぱり日本だ。戦時中、731部隊（※5）で細菌兵器を開発したのと同じようなことをレプリコンワクチンという形でやろうとしている」というレッテル（これこそ偽情報）を各国の一部の人たちが囁いてもいるのです。

つまり、われわれ日本人は犠牲者でもあり、加害者でもあると見られかねない事態となっているのです。日本人がこれ以上〝コモディティ（モノ）化〟されていいわけがありません。

※5　731部隊……大日本帝国陸軍に存在した研究機関のひとつ。石井機関と呼ばれた。生物兵器（細菌兵器）の研究・開発を行っていた。

だからこれからも引き続き、国内へ向けても、海外へ向けても、間違いを訂正し、正しきことを発信していかなければならないと思っています。

◆ワクチンを巡る戦いはこれからだ

アメリカの各州でも製薬会社を訴える動きが顕在化しています。日本はやはり一番遅れています。「日本の国会議員は何をやっているのだ、目を覚ませ」と、会う議員ごとに言っています。副反応の相談は複数人、与党の議員からも受けます。「だったらあなたの副反応の症状を議連に来て発言してくれ」と言うと、「いやそれは無理だ」と言われます。なぜなら、国会議員は健康不安を体に抱えていることが公になることは、選挙における最大のウィークポイントだからです。

「しかし、それで助けられなかった命が数多くあり、あなたも被害を受けているではないか。一緒に歩いてくれ」と説得するのですが、なかなか上手く運びません。

むしろ逆に、圧力をかけてくる者までいます。特定の政党の代議士は議連には来ません。自民党でさえ来てくれているにも関わらず、です。

アメリカは11月の大統領選挙で、トランプさんや、ＲＦＫジュニアさんが勝てば、大きく劇的に変わると思います。トランプさんは本章の冒頭でご紹介したように、「製薬会社を調査し、責任を追うべきだ」と、はっきり宣言しています。

トランプさんはさらに「私がホワイトハウスに戻ったら、大手製薬会社に買収されていない独立した専門家からなる《大統領特別委員会》を設立し、慢性疾患の何十年にもわたる増加の原因を調査するよう命じます」と、発表しています。ＷＨＯからの脱退や資金援助の削減も、早々に手をつけてくるでしょう。

日本にはまだ、製薬会社から巨額な献金をもらっている人たちが、私たちの目の前に立ちはだかっています。これは戦争です。本当に戦争です。犠牲者は日々増えています。自分は免れた、自分のワクチン接種は2年も3年も前だから大丈夫だ、という人たちにも、心筋炎などによる突然死が起こっているケースがあります。

HIVウイルスを発見しノーベル賞を受賞したリュック・モンタニエ博士も、「mRNAワクチンは科学的にも医学的にも過ちだ」と警鐘を鳴らしておられます。

「今戦わずして、いつ戦うのか」ということを、私はあらためて皆さんへ申し上げたいと思います。

◆大きなうねり「ゆうこく連合」

私たちの勢力は、全体的に見れば、まだまだ数が少ないでしょう。2024年9月には、立憲民主党の代表選、自民党も総裁選がありますが、「プランデミック戦争」についての争点が出てきてほしいと思っています。

いや、もはや与党だ、野党だという〝枠組み〟では到底解決できない問題になっているとも思います。

主要政党の中で、この問題に真っ向から挑戦をする政党は、まだ現れていません。

軍産複合体やビッグファーマ、またはアメリカの圧力から抜け出せない面々。あるいは日本弱体化装置である消費税を肯定する人々、そしてワクチンという人工物から逃れられない人々がいかに与野党で多いか。この問題について、解決しようと思っていない人たちを再編して政権交代だといっても、まるで意味がないことです。

そこで私は、現在、「ゆうこく連合」という連帯を呼びかけております。「ゆうこく」は「憂国」であり「優国」です。〝憂う人〟と書くと「優」という字になります。人や国を憂う人はいつだって心優しき人なのです。

「ゆうこく連合」の一番のテーマは、今述べた3つの差し当たった日本の問題と、国民の命を守る、それに尽きます。なお、この「憂国」という言葉は、新渡戸稲造博士の言葉からお借りしました。（新渡戸稲造『真の愛国心』1925年 より）

【ゆうこく連合、3つの命題】

①　独立自尊

② **消費税（衰退から成長）**
③ **ワクチン（命を守る）**

戦争をしない強い日本の土台をつくり、みんなでこの国を守っていく、ということです。政党の枠組みを超えた連帯をイメージしています。

衆議院の小選挙区は全国で289ありますが、もうすでに125の支部ができたという報告を先日受けました（2024年8月6日時点）。私たち一人ひとりの力は弱いですが、横断的に手を結ぶことによって、私たちは私たちの命を守ることができ、私たちをモルモット代わりに使おうとしている者たちに、明確なNOを突きつけることができます。今までなかった社会の中での、横の繋がりが極めて大事なのです。

私たちの口を塞ぎに来る者。私たちの命を奪いに来る者。それらは新型コロナウイルスのように、見えない形でやってきます。

アメリカのある方がおっしゃっていました。「彼らは、人間が死のうがどうなろうが、何とも思わない。人口が削減されようが、何とも思わないのだ。そういう人たちを相手に、私たちは戦争を戦っているのだ。もうその覚悟を決めてください」と。

この「プランデミック戦争」を仕掛けてきている者は、とても人の心を持っているとは思えません。話のわかる人でもないのかもしれません。

それでも私は、人間はすべて、良心を持った、人の心を持ったものだと思います。特に、日本人は〝日本人の心〟が奥底に眠っていると信じています。

終戦から79年が経ちました。もうこれ以上は絶対に負けない！　戦後80年は【日本独立】のスタートになる！　ということを最後に申し上げて、本章を締めたいと思います。

おわりに

日比谷の集会での挨拶を冒頭に持ってきた理由は、いま私たちが戦っているものが、まさに〝作られたもの〟であることを訴えたかったからです。

ここ数年で日本の超過死亡は、非常識なほど毎年増え続け、その原因はこの《作られたパンデミック》であり、私たちが《ワクチンと呼んでいるもの》です。

新型コロナウイルス、一体それは何だったのか?

まさにこの問いとの戦いともいえるでしょう。これは〝反科学〟との戦い、あるいは〝全体主義〟や〝グローバリズム〟との戦いでもあるともいえます。

遺伝子に影響を与える怖れがあるワクチンを、時短の付け焼き刃で作り、効果も何もあるかどうかもわからないものを世界中にばらまく。ばらまくといっても、それはウイルスと違い、製薬会社とそれぞれの国は真っ当な契約＝取引をしています。ただし、その契約の中身は秘密です。ワクチンの中身も秘密です。誰にも言ってはなりません。打たされるのは何も知らない善良な日本人。――こんな馬鹿げた話があるでしょうか？

ファイザーは１２００種類を超える副反応があることを発表しています。第４章では南出市長から、実際の後遺症事例を教えていただきました（あれはほんの一例です）。全国的に調査したらどうなるのか？

これだけ事例があがっているにもかかわらず、やめようともしない。やめないだけではなく、効果があるとされ副反応も少ないイベルメクチンについては排除をする。その言葉をＳＮＳで言っただけでＢＡＮをされる。――私たちは今、誰と何を戦っているのでしょうか？

旧来型の戦争は、異なる国同士が戦いました。戦争といえば、領土を奪いあったり、利権やエネルギーを巡ったりする争いが頭に浮かぶかもしれませんが、この戦いはそうではありません。

私は日本の国会議員ですが、今の日本の政権と戦わなければいけないという苦しみ。あるいは今の政権に同調し支援する者との戦い。米バイデン政権、WHO、ディープステートに支配される日本。

この日本が世界に先駆けて、率先して「パンデミック合意（条約）」を作ろうとし、IHRを改定しようとし、UHCを策定しようとしている。その渦中のド真ん中にいるのは日本であり、戦う相手は内にいるということに、私たちは気づかなければなりません。

もちろん私はいま野党の議員ですから、政府を構成している者ではありません。政府をチェックする立場です。しかし、自らの国の政府が、自らの国民をモルモットにするなどということは、果たして考えられることでしょうか。

実験用の猿が足りないからといって、猿の代わりに人間にレプリコンワクチンの治験をするでしょうか。それは皆さんの想像のなかにあるでしょうか。――日本人が今、実験台にさせられようとしているのではないでしょうか？

本書では、これまで私たちがどのように戦ってきたか、ということを書いています。もしワクチンと呼んでいるものの効果があるのであれば、とっくの昔にパンデミックは終わっているはずではないか、と岸田首相にも問いました。

政府は「強制はしなかった」と言うかもしれません。しかし現場では半ば強制的に接種させられた人たちも数多くいました。自衛隊員の方々、消防や警察の方々、医療機関の方々、介護福祉の方々……。

私はこの4年の間に、大事な友人を何人も亡くしました。普通では考えられないような短時間で、ある日突然、亡くなった方もいました。――それは私だけでしょうか？

自分のお姉さんが接種直後に亡くなった。そういう方が普通に、私のところに相談に来られます。何だったのでしょうかと。しかし今となっては、それを検証する術はありません。みんな亡くなってしまったからです。

これまで多くの言葉が消され、多くの知見が消され、皆さんからいただいた声まで消されてきました。

同じ党の人間からも、〝反ワク〟と嘲弄《ちょうろう》されたこともありました。本来は野党である我々が率先して、「国民の命を蔑《ないがし》ろにしているこの状況を、変えなければ」と動くべきなのに、党内の人間がむしろ与党側についていることには、どうしようもないはがゆさと、強い壁を感じています。

しかしそれも、皆さんのおかげで、少し時間はかかりましたが、だいぶ変わってきました。

最後に皆さんにお願いしたいことがあります。

私たちは、真実と向き合わなければいけません。現状維持の保守人たちは、もはや口をつぐんでいます。

そして私たちは、〝利益相反〟とも戦わなければいけません。実際に審議をしてくださっている方々、それは国家のために、あるいは国民のためにという思いで、審議会に入っておられるのだと思います。しかしその方々の中には、製薬メーカー等から研究費をもらって、結論を出しておられる方もいます。それは国民の皆さんにとっての利益相反になるのです。一組織の利益ではなく、国民の利益となるようにこれからは動いていただきたい。

日本の官僚機構の人々は大変優秀です。優秀すぎて、「自分たちは間違ったことをしないのだ、するわけがない」と思ってはいないでしょうか。一人ひとりの気づく力が、これからは大事となってくるでしょう。

今回のプランデミック戦争の敵は、国の外にだけあるのではありません。内側にもあります。内側、それは、日本の内側であり、そして我々一人ひとりの心の内側です。

これまでに何回も何十回も彼らと議論を重ね、このワクチンと呼んでいるものが危険であることは、もう彼らも気づいているし、知っているものと思います。しかし、知っていても、「自分の代の時には爆発しないだろう。とにかく次の世代に渡して、自分の時には何もなかったことにしたい。役職が変われば、後は次の人が何とかしてくれる」と、思っているようにも見受けられます。

これは、核廃絶の問題や、原発の問題に似ています。経済産業省の人と話をすると、日本の核政策の出口が、まさに迷走していることを知ることができます。しかし自分の代のときには、行き詰まっているなんていうことは微塵も見せないようにし、矛盾をさらに拡大して次の代に送っていく。これと同じ構造をしています。

私たちが戦っている相手は、自分の内なる恐怖心です。ワクチンと呼んでいるもの、ウイルスと呼んでいるもの、正体は未だにわかりません。むしろ、わからせないように隠されてきたともいえます。わからないものほど怖いものはありません。ある時には必要以上に、極限まで怖れさせ、脅し、無理を通してくる。

今回のプランデミック戦争の心理的特性は、ステルス＝見えないということです。

そして同時に、第三次世界大戦ともいうべき事態が世界では起きています。挑発をし、挑発をされ、戦争屋がヨーロッパで、中東で、そしてアジアで挑発の種をまき、戦争を継続しようと躍起になっています。

あるいは戦争を起こすことを望む人たちと、それに取り合わない平和を想像する人たちとの駆け引きがずっと続いています。しかも、戦争を仕掛ける側は、戦争を仕掛けるのが終われば、自分が終わるのだから、どこまでもやります。

8月6日には株が大暴落して、乱高下をしています。ブラックマンデーを超えるひどい暴落です。ひとつの古い秩序の終焉といえるでしょう。既存の権益、そして秩序とされていたものの崩壊が顕《あらわ》になってきました。

西側のダブルスタンダード。表では人権や自由が大事といいながら、裏では自作自演の戦争をしてきました。そういう人たちの正体が浮き彫りとなってきています。

世界をひとつの価値観しか見せず、ひとりよがりの民主主義を押し付ける社会。これはまさに今のＷＨＯ、ワンワールド・ワンヘルスの全体主義と同じです。

キーワードは「傲慢」です。人間の存在を超えたものについて、思いや想像力がない人たちは、とことんまでやります。ジェノサイドをジェノサイドと呼ばずに、正当化もします。

暗く冷淡で残虐な世界から、明るく暖かい、和解、平和、多元的な価値観を重んじる世界へ……。

今日、８月６日は象徴的な日です。広島原爆の日で祈りを捧げた後に、この文章を書いています。

これまでお世話になってきた皆さん、お一人おひとりのお顔を浮かべながら、感謝を捧げて、結びにしたいと思います。

最後の最後に、皆さんに伝言があります。

どんなに現実が醜《みにく》くても、それを直視する勇気を持たなければならないのです。これまで、どんなに自分たちに不利になろうが、いや、一時的に不利な立場になろうが、多くの人たちが立ち上がってくださいました。私たち一人ひとりは、確かに力は弱いかもしれない。しかし、横につながることで、強く立ち向かうことによって、彼らが作り上げた壁が、いくつも壊れてきたのも事実です。

だからといって、この戦争に私たちが勝利したわけではありません。むしろこの後、言論はもっともっと封じ込められ、もしかしたら、この本さえ発禁になるかもわかりません。そういう危うい時代に生きています。

しかし、嘆く必要はまったくありません。私たちは横を見れば、一緒に声を上げる同志が見えています。ヒューマニティ、人間の尊厳、人が人であるために必要なもの、それらについて理解をしている友人たちが大勢います。

この本を手にとっていただいて、最後まで読んでいただいて、本当にありがとうございます。

未来へのメッセージかもしれません。いや、皆さんが本書を手にされているとき、私たちは皆さんと一緒にまだ戦っていると思います。

去年の今頃の私は、翌年の桜を見ることができるとは、夢にも思っていませんでした。正直まったく思っていませんでした。もうその時にはこの世にいないだろう、と思っていました。

しかし、皆様のお力のおかげで、ここに存在して、この戦争をこれからも闘うことができます。それはある意味、神様が与えてくださった試練であるとともに、神様が与えてくださった使命だと思っています。

この使命を全うできるように頑張ることをお誓いして、そして編集してくださった方々、出版に関わってくださった方々、すべての方々に感謝を捧げて、結びの言葉にしたいと思います。ありがとうございました。

令和6年8月6日　衆議院議員　原口一博

議事録　1

第211回国会　衆議院 決算行政監視委員会 第5号
令和5年6月12日（月曜日）

○江田委員長　次に、原口一博君。

○原口委員　おはようございます。立憲民主党の原口一博でございます。

まず、皆さんにお礼を申し上げたいと思います。実は、新型コロナウイルスワクチン接種後、体調に異変を感じまして、今、審査制度にのせようと思っているんですが、悪性リンパ腫が一月に分かりました。

そして五か月、ようやっとこのがんが消えたということで。与野党の皆様から大変温かい御支援を賜りました。それから、全国の皆様にも御支援を賜りました。ちょっと姿形が変わっていますが、ちょうど今、髪の毛が生えてきているところで。人は人によって生かされるんだなというふうにつくづく思います。この恩返しと思って、今日、総理と、質問をさせていただきます。

どうぞよろしくお願いします。

～省略～

○原口委員　今、私は三回目のワクチン接種の後で、政府がつくってくださっているワクチン被害後の救済制度、ところが、この救済制度にのる方々というのはごく僅かなんですね。四月の時点で七千人以上の方がやられて、今、立憲民主党で法律を作っています。この分でいくと、泣き寝入りをする。多くの人たちが、これは大阪府の泉大津市の例ですけれども、子供たちがこういうワクチン後の被害を訴えているんだけれども、なかなか、たらい回しをされる、あるいは、中には、心療内科に行ってくださいと言われる。私も今調べているんですけれども、実際にワクチンの中に何が入っているか分かりません。これを調べることができません。

総理は、あの契約の中身を御覧になっていますね。総理しか御覧になっていないと思うんですよ。ところが、私たちはワクチンが何かも分からないので、自分のがん細胞で今それを調べているんです。それはワクチンの信頼性を確保する上でも大事なことだと思うんですね。でも、私のような、まあ、恵まれたというか、国会議員でも、どれだけ時間がかかるかといったら、今、試薬を取り寄せて、そして僕のがん細胞とマッチングしているんです。これはやはり大きなことだと思います。

総理に三つお伺いします。一つは、がんについてです。がんの患者の皆さんが一番言われるのは、やはり差別です。私は、こうやって立憲民主党や皆さんのお力で、こんな晴れ舞台に、そして支えてくださる方々がおられて、立つことができます。しかし、多くの人たちは、がんであることを言った瞬間に、雇用も困ると。雇用も、次、なるか分からぬというので、隠している。是非、総理の口から、がんの、日本だけがまだがん患者が増えています、高齢化だから増えているのはしようがないなんという話じゃなくて、予防もできるし、支援もできるし、そういうことをお話をいただきたい。

それから、ワクチンについても、健康被害に真摯に向き合っていただきたい。これは、七十年間これを言わないと言ったファイザーが、訴訟に負けて、千二百のいわゆる被害を今出して、政府においても、各地に、各医師会や各自治体に、こういうものがありますよというのを誠実に流しておられます。ところが、流しておられるけれども、現実に、自分ががん患者の立場になってみて、それを証明するのは物すごく難しいです。

是非、総理には、がん患者、そして、ワクチン、あるいはコロナの後、被害に、コロナの後遺症に苦しむ人たちに寄り添っていただきたい。

そして、できるんだったら、ワクチンの中身をほかの機関にも検査できるようにしてほしい。そうしないと、分からないんですよ、何でこうなっているか。私の場合は、たまたま世界に自分が発信したので、世界のお医者さんからも、あなたのあれはもしかするとこうだから、ここを調べなさいというのが言われたから、今調べられるんですけれども、国民にはそれができないんですね。できる人は限られている。

是非、総理に、この三つのことを御答弁をいただきたいと思います。そして、ロングCOVID、コロナの後の被害に寄り添うということですね。お願いします。

○**岸田内閣総理大臣**　まず、がんについての御質問ですが、がんに罹患された方が不当な差別、偏見を受けることはあってはなりません。

近年、医療の進歩により、がんの五年相対生存率、これが上昇している中、適切な治療を受けながら安心して暮らせる社会、これをつくっていくことが重要であると認識をしています。

政府として、本年三月に閣議決定した第四期がん対策推進基本計画において、がんに対する偏見の払拭、正しい理解、こうしたものに向けた普及啓発に努める、こうしたこととしておるほか、がん患者の治療と仕事の両立に向けた企業の環境整備に取り組んでおり、努力を続けていきたいと思います。

がんの中には予防できるものもある、こうした指摘をしっかり重く受け止めて、生活習慣等のリスク要因への対策、こうしたものにも取り組んでいかなければならないと思います。

それから、ワクチンの方の御指摘ですが、副反応あるいは後遺症、こうしたものに対して寄り添って対応していく、この姿勢は重要であると考えております。

副反応疑い報告制度によって、医療機関や製造販売業者から国への報告を義務づける、そして、これによって情報を収集して、厚労省の審議会において評価や確認を行う、そしてそれを公表する、こうした取組も続けなければならないと思いますし、政府としても副反応が疑われる症状の実態把握に対する研究や調査、これを行ってまいります。

接種後の健康被害について、予防接種健康被害救済制度、こうした制度もしっかりと活用し、幅広い救済を行っていく。

こうした様々な取組を通じて、安心してワクチンを接種できる環境を整えていくことを政府としても進めていきたいと考えております。

○原口委員　ありがとうございました。終わります。

議事録　2

第213回国会　衆議院 予算委員会 第三分科会 第1号
令和6年2月27日（火曜日）

○原口分科員　立憲民主党の原口でございます。
今日は、外交基本政策について外務大臣と議論を交わしたいと思います。

いわゆるパンデミック合意、そしてIHRについて伺いたいと思います。

今ここにおられる平沢勝栄さんと私は、WCH、仮称ですけれども、議員連盟というのをつくって、ワンワールド・ワンヘルスではなくて、ザ・ベター・ウェーということで活動しています。というのは、失敗をしたWHOが更に大きな権限を持って間違いに間違いを重ねることはあってはならないという基本的な認識を持っています。

そこで、上川外務大臣にお聞きしたいと思いますが、憲法七十三条三号の大平三原則、これは何ですか。

○上川国務大臣　御指摘の大平三原則でございますが、これは、昭和四十九年、一九七四年二月に、大平外務大臣の答弁に基づきまして、三点、

まず一点目としては、いわゆる法律事項を含む国際約束、二点目として、いわゆる財政事項を含む国際約束、三点目として、我が国と相手国との間あるいは国家間一般の基本的関係を法的に規定するという意味におきまして政治的に重要な国際約束であって、それゆえに、発効のために批准が要件とされているものについては国会の承認が必要とされていると認識をしております。

○原口分科員　大臣、それは今も生きていますか。

○上川国務大臣　今もその原則の下で行っているところでございます。

○原口分科員　資料の五を御覧ください、大臣。

今まで議連を四回、今朝もやったんですけれども、ＷＨＯが、自分たちで定めたＩＨＲ、規則も無視して今進めているんですね。その中心となっているのがバイデン政権と岸田政権であります。

この真ん中を御覧になってください。これは、二〇二二年の九月から十二月の間に、「法的拘束力を持つ文書を策定することを決定。」と。これはもう決定しているわけですね。ということは、パンデミック合意、皆さんはパンデミック条約とおっしゃっていますけれども、これは今の大平三原則の中にあるものと考えてよろしいでしょうか。

○上川国務大臣　ただいま御指摘がございましたパンデミック条約についてでございますが、今後の見通しということでございますけれども、現在、交渉参加国の間におきまして、その内容、また文書の具体的な形式、これを含めて議論が行われている状況でございます。

その意味でいきますと、これから、最終的なところの着地まで、プロセスの中で検討されるものと考えております。

○**原口分科員**　大臣、私が聞いたのは、もうこれは決定されて、これは皆さんが僕らに配った文書ですよ、「法的拘束力を持つ文書を策定することを決定。」と。もう決定しているんです。

今大臣がおっしゃったのは、いろいろな提案事項を持ち寄って議論しているんですよ。それは知っている。これも、今年の一月二十七日まで、つまり、決定の四か月前までに出さなきゃいけない事務局長案が出てきていないわけです。そこは聞いていないんですよ。

要は、決まったこと、法的拘束力を持つ文書を策定することを決定したと。これは外務省の文書ですからね。だとすると、今、冒頭申し上げた大平三原則からすると、これは国会の批准、国会の承認が必要ですねと、当たり前の原則を言っているんですが、違いますか。

○**上川国務大臣**　まず、ＷＨＯの憲章についてということでございますが、これは、昭和二十六年に国会に提出をして、その締結について御承認をいただいているところであります。

この憲章におきましては、疾病の国際的蔓延を防止するために、できる限り多くの加盟国が採択された規制を同時に実施することが望ましい、こうした考えの下で、加盟国から構成される保健総会により採択された規則は全加盟国に対して効力を有するとされているところであります。

その意味で、国際保健規則、IHR、これもそのような規則の一つであると認識をしております。

今、手続が採用していることも含めまして、WHO憲章の締結につきましては国会の御承認を得てきているところでございます。このため、個々の規則、また採択やその改正につきましては、逐一国会の承認を求めることとしておらず、我が国としてこれらを締結するという行為を取らずに、その拘束力を受け入れることになるところであります。

先ほどの大平三原則でございますが、WHO憲章の定める手続に基づきまして規則の採択や改正が実際に行われた場合におきましては、効力発生までの間に、政府としてしかるべく政省令の整備等の措置を取っているところであります。また、必要に応じて、法改正を国会にお願いする等の対応を取っているところでございます。

○**原口分科員**　委員長、大臣に整理をして答弁するように御指導ください。

これは、大臣、これまでのパンデミック条約というのはレコメンデーションなんです。こうした方がいいんじゃないですかと。わざわざここに法的拘束力と言っていることは、オブリゲーションになるわけです。義務。間違ったことをやったＷＨＯが、また間違ったことをみんなに押しつけてきてはならないと思っているわけです。

だから、アメリカでもどこでも、これを批准手続にせよとか、もう脱退するんだとか、そういう議論があるということを是非踏まえていただきたいんですね。

じゃ、国会に諮らぬということですね。パンデミックの定義は何ですか。

○上川国務大臣　パンデミックの定義でございますが、一般的に、感染症の世界的な大流行のことを指すものと考えております。

○原口分科員　一般的な定義じゃなくて、ここに言う、皆さんがおっしゃっている、今、法的文書を詰めようとしているわけですね、そこにおける定義なんです。定義はないんですよ。それはもう何回も聞いて、ないという答えを聞いているんです。一般的な問いを聞いているんじゃないんです。いわゆるパンデミックアグリーメントのパンデミックという定義は何ですかと聞いているんです。

○上川国務大臣　今委員の方から御指摘がございました、パンデミック条約上のパンデミックの定義につきましては、まさに現在、交渉参加国の間で議論が行われている状況であると認識をしているところでございます。

○原口分科員　お聞きになりましたか。定義のないものを議論することほど危ういことはないんですよ。自分らでこれはパンデミックだと宣言すれば、パンデミックになるかも分からないじゃないですか。

ＷＨＯは新型コロナパンデミックへの対応に失敗した組織で、今、日本にどれぐらい超過死亡があると思われていますか。四十万人です。

そして、皆さんは、世界で一番治験のしやすい国にするということで、今回、レプリコンワクチンまでもう予算化されているんですよ。今日、専門家の方々から、猿が足らぬと。実験用の猿。

大臣、是非認識を共有したいのは、イミューンシステムというのは物すごく複雑なんですよ、免疫システムというのは。DNAもそうです。簡単に触れちゃいけないんですよ。今回、レプリコンをやるということで、世界の中でこれをやったところはありません。治験をしたところはありません。そして、普通は、ラットから霊長類で治験をして、それから人間に行くのを、真っすぐ人間にやっちゃ駄目ですよ。これはどんなことになるか分からない。

レプリコンといっても、多くの方はお分かりにならない方もおありになると思う。忍者みたいなワクチンなんですよ。それは、分身する、自分を複製する、それがレプリコンという意味なんです。そして、自分自身が変化する、まさに忍者なんです。そして、長い間、体の中にそれが影響する。

私たちは、日本国民をモルモットにしちゃいかぬと思っているんです。だから今日ここで質問しているわけです。そのことを是非分かっていただきたいと思います。

※文字の表記に関しては公開されている議事録のまま掲載。一部文字のレイアウトは調整しました。

原口一博の最新情報はWEBで！
Xは毎日発信！

X

YouTube

2U

ニコニコ

公式HP

- X：https://twitter.com/kharaguchi
- YouTube：https://www.youtube.com/@kharaguchi
- 2U：原口一博 THE WISDOM CHANNEL やまと
  https://2u.fan/channels/953282732411
- ニコニコチャンネル：
  http://ch.nicovideo.jp/channel/team-haraguchi
- 公式ＨＰ：https://haraguti.com

原口一博「悪性リンパ腫からの生還闘病日誌」

- ｎｏｔｅで連載中！：
  https://note.com/major_seal6623

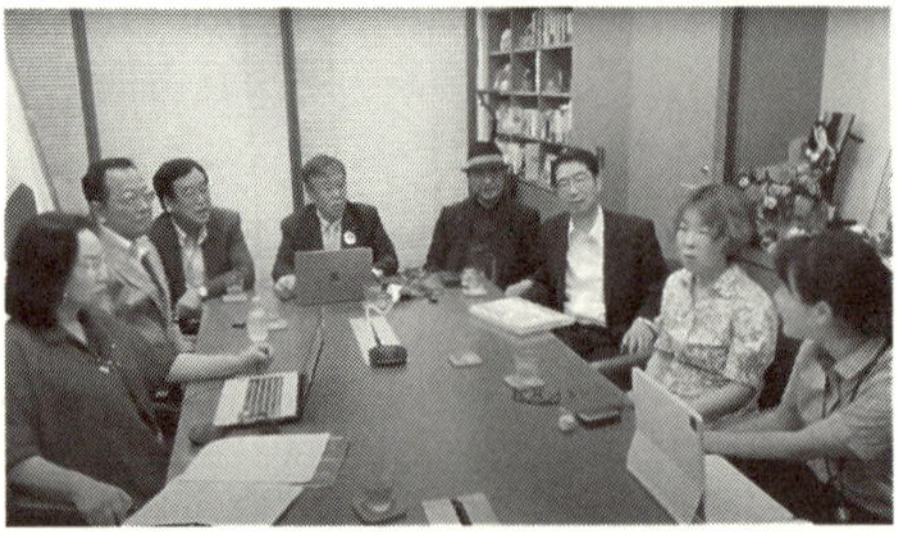

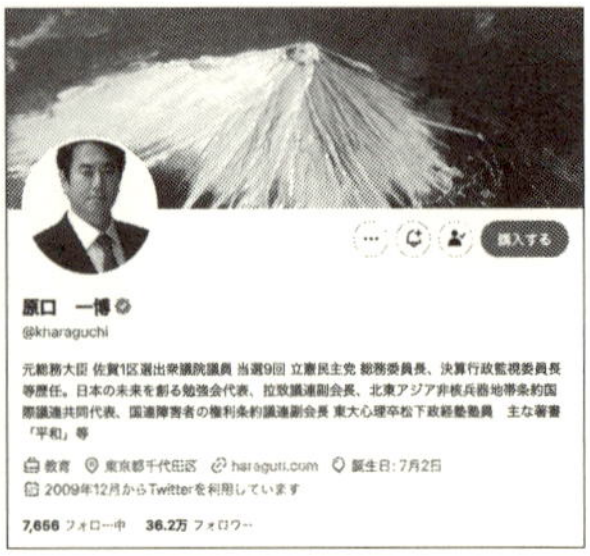
購入する
原口 一博
@kharaguchi
元総務大臣 佐賀1区選出衆議院議員 当選9回 立憲民主党 総務委員長、決算行政監視委員長等歴任。日本の未来を創る勉強会代表、拉致議連副会長、北東アジア非核兵器地帯条約国際議連共同代表、国連障害者の権利条約議連副会長 東大心理卒松下政経塾塾員 主な著書「平和」等
教育 東京都千代田区 haraguti.com 誕生日：7月2日
2009年12月からTwitterを利用しています
7,656 フォロー中 36.2万 フォロワー

プランデミック戦争　作られたパンデミック

令和６年10月５日　初版発行
令和６年10月23日　第３刷発行

著　者　原口一博
発行人　蟹江幹彦
発行所　株式会社　青林堂
〒150-0002　東京都渋谷区渋谷 3-7-6
電話　03-5468-7769
編　集　高谷賢治（和の国チャンネル / 合同会社 TAK 企画）
装　幀　（有）アニー
印刷所　中央精版印刷株式会社

Printed in Japan

ISBN 978-4-7926-0773-9